DES MOYENS

DE PARVENIR A LA VESSIE

PAR LE RECTUM.

DE L'IMPRIMERIE DE RIGNOUX.

DES MOYENS
DE PARVENIR A LA VESSIE
PAR LE RECTUM;

AVANTAGES ET INCONVÉNIENS DE CETTE MÉTHODE

POUR TIRER LES PIERRES DE LA VESSIE;

AVEC DES OBSERVATIONS A L'APPUI,

Par L. J. SANSON, docteur en chirurgie de la Faculté de Paris, ancien chirurgien interne de l'Hôtel-Dieu de la même ville, et ex-chirurgien aux ambulances de la vieille Garde;

SUIVIS

D'UN MÉMOIRE
SUR LA MÉTHODE D'EXTRAIRE LA PIERRE
DE LA VESSIE URINAIRE

PAR LA VOIE DE L'INTESTIN RECTUM;

Par ANDRÉ VACCA BERLINGHIERI, professeur de clinique chirurgicale à l'Université impériale et royale de Pise, chevalier de l'ordre du Mérite, sous le titre de Saint-Joseph, et membre de plusieurs Académies en Europe, etc.

TRADUIT DE L'ITALIEN

Par L. J. E. BLAQUIÈRE, docteur en médecine de la Faculté de Paris, ex-chirurgien aide-major aux ambulances de la vieille Garde.

A PARIS,
CHEZ BÉCHET J^e, LIBRAIRE, PLACE DE L'ÉCOLE DE MÉDECINE, N° 4.

1821.

AVIS DE L'ÉDITEUR.

Je dois à la complaisance de M. Sanson d'avoir pu placer au-devant du Mémoire de M. Vacca la thèse qu'il a soutenue en 1817, sur la taille par le rectum. La réunion de ces deux ouvrages, qui sont devenus complément nécessaire l'un de l'autre, m'a paru, suivant l'avis de personnes qui sont juges en cette matière, faite pour intéresser les lecteurs, en leur offrant à la fois la théorie et la pratique se secourant mutuellement, et s'éclairant l'une par l'autre.

DES MOYENS
DE PARVENIR A LA VESSIE PAR LE RECTUM;
AVANTAGES ET INCONVÉNIENS DE CETTE MÉTHODE POUR TIRER LES PIERRES DE LA VESSIE;
AVEC DES OBSERVATIONS A L'APPUI.

PAR L. J. SANSON, docteur en chirurgie de la Faculté de Paris.

CHAPITRE PREMIER.
Des différentes méthodes usitées pour l'opération de la Taille.

Il est peu de maladies contre lesquelles l'art de guérir offre en apparence autant de ressources que celle connue sous le nom de *calcul vésical*, parce qu'il en est peu qui, par leur gravité, et par les difficultés qu'on rencontre dans leur traitement, aient autant fixé l'attention des praticiens. Cependant, malgré les travaux des hommes les plus célèbres de tous les siècles et de toutes les nations, malgré le nombre des méthodes opératoires tour à tour proposées et employées, malgré la multitude des procédés inventés et exécutés pour perfectionner ces méthodes, l'opération de la taille est encore une des plus graves, disons mieux, une des plus dangereuses de la chirurgie; et nous nous écarterions peu de la vérité en disant que la guérison d'un malade *adulte* qui a subi cette opération, doit plutôt être regardée comme un événement heureux que comme un événement ordinaire.

Si nous jetons un coup d'œil rapide sur chaque méthode en particulier, il nous sera plus facile de faire ressortir la raison des accidens fâcheux dont elles ne sont que trop souvent suivies.

On connaît quatre manières principales de pratiquer la lithotomie.

Elles constituent autant de méthodes, qu'on trouve décrites dans les traités d'opérations, sous les noms de *petit appareil*, *grand appareil*, *haut appareil*, et *appareil latéral*. Une seule de ces méthodes (le haut appareil), réservée uniquement pour les cas de pierres très-volumineuses, se pratique par-dessus le pubis ; les trois autres se font par le périnée, et c'est sur celles-ci seulement que je présenterai quelques réflexions.

1° Le petit appareil ou méthode de Celse, praticable seulement sur les enfans, consiste à faire au périnée une incision, sans autre guide que la pierre elle-même, que l'opérateur fait saillir vers cette partie au moyen de deux doigts introduits dans le rectum.

Sabatier pense que cette méthode est prompte et facile; mais ces deux avantages, s'ils sont réels, sont rachetés par les inconvéniens les plus graves.

En effet, l'opérateur, dépourvu d'un guide sûr, pénètre, pour ainsi dire, au hasard dans l'épaisseur des parties diversement tendues et soulevées par des pierres d'une forme et d'un volume différens. Il n'est donc jamais certain de suivre exactement la même route, et est toujours exposé à couper en travers, ou à déchirer le canal de l'urètre, ou bien à blesser le rectum ou quelque vaisseau important; d'ailleurs, le calcul, refoulé vers le col de la vessie, le contond, le déchire. De toutes ces causes peuvent résulter des incontinences d'urine, des fistules stercorales et urinaires, des hémorrhagies, etc. etc. Le petit appareil doit donc être abandonné, au moins comme méthode générale.

2°. Le grand appareil, imaginé par Jean des Romains, et publié par Marianus Sanctus, dont il porte aussi le nom, consiste à faire sur un conducteur, et suivant la ligne médiane, une incision au canal de l'urètre, et à porter dans la vessie, par son col préalablement distendu et élargi au moyen d'un dilatateur, les instrumens nécessaires pour opérer l'extraction de la pierre. Cette méthode a sur celle de Celse de grands avantages: d'abord elle est praticable sur les individus de tous les âges, ensuite elle intéresse constamment les mêmes parties; mais plusieurs inconvéniens très-fâcheux l'ont fait abandonner.

Il résulte des expériences de M. Deschamps [1], que la prostate et le col de la vessie, bien loin de se prêter à aucune dilatation, se déchirent à l'occasion d'un effort même peu considérable. De là les accidens reprochés au grand appareil, tels que des ecchymoses, des inflammations gangréneuses des bourses, l'incontinence d'urine, les fistules, l'impuissance, etc. etc.

3° L'appareil latéral, tel qu'il se pratique aujourd'hui, et modifié encore par plusieurs procédés, consiste essentiellement : 1° dans une incision extérieure intéressant la peau et le tissu cellulaire, commençant au raphé, à une distance qui varie depuis cinq jusqu'à quinze lignes de l'anus, et dont la direction oblique est ordinairement moyenne entre l'orifice du rectum et la tubérosité de l'ischium gauche ; 2° une seconde incision plus profonde, tombant dans la première, dont elle suit la direction, intéresse la portion membraneuse de l'urètre, la prostate, le col de la vessie et la partie latérale inférieure gauche de cet organe, faisant ainsi communiquer sa cavité avec l'extérieur.

Les avantages de l'appareil latéral sur les méthodes précédentes sont incontestables ; mais il n'est pas non plus à l'abri de graves reproches.

[1] *Traité historique et dogmatique de l'opération de la Taille.*

Parmi les accidens fâcheux qui peuvent être la suite de cette opération, l'hémorrhagie est à la fois l'un des plus dangereux et l'un des plus communs. C'est aussi pour la prévenir qu'on a substitué au procédé de Chéselden une foule d'autres procédés aujourd'hui oubliés, soit parce qu'ils ne remplissaient pas bien le but qu'on se proposait, soit parce qu'ayant réussi à leurs auteurs, ils n'ont plus été couronnés du même succès, exécutés par d'autres mains. En vain a-t-on encore récemment proposé de rapprocher, dans cette intention, l'incision extérieure de l'anus : cette modification, en respectant les artères du périnée, expose singulièrement à la lésion des hémorrhoïdales inférieures, et l'expérience a prouvé que la blessure du rectum en est souvent la suite. Et d'ailleurs que peuvent les calculs de l'art contre les variations que les vaisseaux éprouvent journellement dans leur nombre et dans leur distribution ? Supposons même que ce nombre et cette distribution soient invariables : si l'on veut donner à l'incision extérieure l'étendue nécessaire au libre écoulement des urines et à l'extraction facile du calcul, ne s'expose-t-on pas à blesser presque sûrement quelque vaisseau ou quelque organe important ? Et en effet, les artères superficielle et transverse du périnée en avant ; les hémorrhoïdales inférieures et internes, et le rectum en arrière ; enfin le tronc de la honteuse interne en dehors, sont les écueils entre lesquels l'instrument doit marcher pour pénétrer jusqu'à la vessie.

L'avantage qu'on doit retirer de toutes les modifications opératoires qui ont pour but d'éviter l'hémorrhagie est donc très-précaire, puisqu'on agit sur des parties dont la disposition n'est pas constante. Et il est peut-être digne de remarque que les deux seuls procédés usités aujourd'hui, au moins en France, sont précisément ceux qui n'ont pas été dirigés vers cette fin : celui de Chéselden étant l'appareil latéral pur et simple ; et celui du frère Côme n'ayant pour objet que de procurer, par le lithotome caché, une section plus nette et plus régulière du col de la vessie et de la prostate.

Je sais bien que l'hémorrhagie n'a pas toujours de fâcheuses suites. On doit même à la vérité de dire qu'un écoulement modéré de sang, bien loin d'entraver la marche de la nature, produit au contraire un dégorgement salutaire, dont l'effet sera de modérer l'inflammation qui doit s'emparer d'une plaie plus ou moins contuse par l'action des instrumens et par le passage de la pierre.

Mais supposons une perte de sang inquiétante, et appliquons les moyens les plus efficaces qui soient au pouvoir de l'art. Eh bien, la sévère expérience prouve que les aspersions d'eau froide ont provoqué l'inflammation du péritoine; et que le tamponnement, ce moyen si sûr en pareil cas, a donné naissance à l'inflammation et à la suppuration du tissu cellulaire du bassin, etc.

Un second accident, moins fréquent à la vérité, et d'ailleurs moins dangereux, c'est la *blessure du rectum*, soit qu'elle vienne de la faute de l'opérateur, soit qu'elle dépende d'une disposition vicieuse et contre nature de cet intestin : comme, par exemple, un changement de direction ou une dilatation extraordinaire, etc.; cas dans lesquels il est presque impossible de l'éviter, quand surtout on n'a pas eu la précaution de s'assurer, par l'introduction du doigt dans l'anus, de la conformation des parties.

La simple piqûre n'entraîne pas de suites fâcheuses, surtout si elle pénètre dans le rectum à quelque distance des sphincters. Mais une large ouverture donnant passage aux gaz et aux matières fécales, il ne reste d'autre ressource que de fendre tout ce qui est compris entre la plaie de l'intestin et l'extérieur, c'est-à-dire qu'il faut pratiquer l'opération de la fistule à l'anus, et ajouter de nouvelles douleurs à celles qu'a déjà éprouvées le malade, à moins qu'on n'aime mieux l'abandonner aux suites toujours douloureuses et dégoûtantes d'une infirmité dont nous aurons occasion de parler plus bas.

Les dangers de l'hémorrhagie et de la blessure du rectum ne sont pas encore les seuls inconvéniens qui paraissent attachés à cette méthode. Doit-on compter pour peu de chose les difficultés que doit offrir, non-seulement pour l'extraction du calcul, mais encore pour la guérison, une plaie profonde, étroite, contuse, offrant dans son trajet plusieurs tissus différens, qui doivent s'enflammer chacun à sa manière, et peut-être faire participer à cette inflammation d'importans organes situés dans leur voisinage [1].

Tels sont à peu près les inconvéniens attachés à l'appareil latéral inventé par frère Jacques de Beaulieu, perdu pendant quelque temps après la mort de Raw, retrouvé ensuite par Chéselden, et auquel les chirurgiens les plus célèbres ont cherché à apporter quelque perfection.

Comparée aux précédentes, cette méthode jouit cependant de plusieurs avantages très-marqués : la douleur, l'irritation, l'inflammation, sont moins à craindre dans des parties divisées par l'instrument tranchant que si elles avaient été distendues et dilacérées ; la figure de la plaie, plus évasée à l'extérieur que du côté de la vessie, est, par cette raison, plus favorable à l'écoulement des urines et du produit de la suppuration ; enfin, l'impuis-

[1] Nous ne parlons toujours que des adultes, les enfans guérissant ordinairement avec facilité.

sance, l'incontinence d'urine, les fistules urinaires, succèdent rarement à l'opération de la taille par l'appareil latéral.

Nous venons d'exposer les avantages reconnus et les inconvéniens reprochés à ces diverses méthodes ; et l'expérience de tous les jours nous confirme ce que nous apprend la lecture des meilleurs traités, parmi lesquels nous plaçons au premier rang la Médecine opératoire de Sabatier, l'excellent ouvrage de M. Deschamps, et la thèse soutenue à la Faculté par M. Dupuytren, lors du concours pour la chaire de médecine opératoire, qu'il occupe maintenant.

CHAPITRE II.

ARTICLE PREMIER.

Taille par le rectum.

§ Ier.

D'après ce que nous avons dit, il est évident qu'aucune modification ajoutée à l'appareil latéral ne peut mettre sûrement à l'abri de la blessure du rectum, et surtout de l'hémorrhagie, puisqu'il n'en est aucun qui puisse empêcher la distribution vicieuse des vaisseaux, ou une conformation extraordinaire des organes, auxquelles une multitude de causes peuvent donner lieu.

Ce ne sont donc pas les différentes manières ni

les différens moyens qu'on a employés pour la parcourir qui sont défectueux, mais c'est la route elle-même qui est dangereuse, puisqu'elle est semée d'organes que doit respecter l'instrument tranchant.

En examinant attentivement, et sous ce point de vue, les différentes méthodes dont nous venons de parler, et en réfléchissant sur l'importance des parties qui peuvent être intéressées par chacune d'elles en particulier, il est facile de se convaincre que Jean des Romains est celui de tous qui s'est frayé la voie la plus sûre. « Ce qui « paraît au-dessous de la symphyse du pubis, dans « l'écartement des os qui la forment, dit M. Du- « puytren (thèse déjà citée), appartient à la partie « inférieure de la paroi antérieure de la vessie, et « offre une surface triangulaire comme celle du « périnée, mais beaucoup moins étendue que « cette dernière. C'est là qu'on trouve sur *la ligne* « *médiane* les ligamens et les muscles prostati- « ques, la prostate, et, dans son épaisseur, le « canal de l'urètre, le col de la vessie ; dans l'in- « térieur de ceux-ci, la luette vésicale, la crête « urétrale ; et sur les côtés de cette crête, les ca- « naux éjaculateurs ; *enfin la partie inférieure de* « *la prostate* et *le rectum*. »

Or, c'est précisément sur cette ligne médiane, ou à peu près, c'est-à-dire sur des parties dont la diposition est constante, dont les blessures *isolées* ne sont pas ordinairement suivies d'accidens graves, et d'ailleurs loin de tout vaisseau dont la lésion puisse fournir une hémorrhagie ou funeste ou même dangereuse, que Jean des Romains opérait; et, pour peu qu'on veuille remonter à la source des accidens attachés à sa méthode, il est facile de voir qu'ils tiennent, d'une part, à l'étroitesse et à la longueur de l'espèce de canal qui en résulte; de l'autre, à la division par déchirure de la prostate, et quelquefois du col de la vessie, qu'on croyait seulement dilater.

Or, il est incontestable qu'en produisant une plaie plus courte et plus large que celle à laquelle l'opération de Marianus Sanctus donnait lieu, et en divisant par *incision* les parties qu'il déchirait, on pourrait éviter tous les inconvéniens attachés à sa méthode, en profitant de tous les avantages qu'elle peut offrir.

C'est dans l'intention d'obtenir ce résultat que j'ai été conduit à examiner la disposition et les rapports du rectum, d'une part, avec le bas-fond de la vessie et la prostate de l'autre; rapports que je vais essayer de rappeler.

§ II.

Considérations anatomiques. (*Voyez* la planche).

Le rectum, pris en totalité, est étendu du détroit supérieur du bassin à l'anus ; dirigé d'abord un peu obliquement de gauche à droite et de haut en bas, il se courbe vers la partie inférieure de l'excavation du bassin, pour se porter d'arrière en avant sous la vessie, jusqu'au niveau de la prostate, au-dessous de laquelle une nouvelle courbure le dirige de haut en bas, et un peu d'avant en arrière.

Considéré sous le point de vue qui nous occupe, il peut être regardé comme formé de trois parties distinctes l'une de l'autre, par leur situation, par leur tructure, et par la nature et l'importance de leurs connexions ; elles sont séparées par les courbures dont nous venons de parler.

La première portion du rectum, ou sa portion supérieure, dirigée de haut en bas, et un peu obliquement de gauche à droite, étendue depuis la fin de l'S romaine du colon jusqu'à l'endroit où l'intestin, se dégageant de son enveloppe péritonéale, se courbe pour se porter au-dessous de la vessie, constitue à elle seule plus de la moitié de sa longueur. Flexueuse, libre, lisse, revêtue par le péritoine, et fixée d'une manière lâche à la paroi postérieure de l'excavation du petit bassin par un repli de cette membrane, elle n'a, pour ainsi dire, que des rapports généraux variables, et par conséquent peu importans à considérer, avec les intestins, le sacrum, et la vessie.

Il n'en est pas de même des deux autres portions, qu'une situation moins profonde, des rapports plus constans, et des connexions plus intimes avec les parties environnantes, recommandent plus spécialement à l'attention des praticiens.

La seconde portion, ou portion moyenne du rectum, comprise entre les deux courbures de l'intestin, a pour mesure l'intervalle qui les sépare, c'est-à-dire une longueur d'environ trois pouces; sa direction est oblique de haut en bas, et d'arrière en avant; légèrement courbée dans le même sens, elle est fixe, immobile, et correspond constamment : en arrière, à la partie inférieure du sacrum, au coccix et au plancher formé par les muscles ischiococcigiens; en avant, au bas-fond de la vessie, dont elle est séparée en dehors, et en bas par les vésicules séminales et les conduits déférens, et plus inférieurement par la prostate; enfin, sur les côtés, à un tissu cellulaire abondant.

Sa structure et son organisation diffèrent essentiellement de celles de la portion précédente, 1° en ce qu'elle est entièrement dépourvue de péritoine, si ce n'est quelquefois à la partie la plus élevée de sa face antérieure, dans le cas de rétraction considérable de la vessie; 2° en ce que sa tunique musculeuse est beaucoup plus épaisse, et formée de fibres longitudinales beaucoup plus fortes et beaucoup plus nombreuses; 3° en ce qu'elle est de toutes parts environnée d'un tissu cellulaire serré seulement au-dessous de la prostate, lâche et fort abondant dans tout le reste de la circonférence de l'intestin, et qui permet les nombreuses variations de volume dont cette partie est susceptible.

La troisième et dernière portion du rectum commence au-dessous et au niveau de la prostate, et finit à l'anus; sa longueur varie généralement depuis un pouce jusqu'à un pouce et demi; elle est plus large en haut qu'en bas; sa direction est oblique de haut en bas, et un peu d'avant en arrière.

Près de son origine, elle est environnée de tous côtés par un tissu cellulaire abondant, excepté en devant, où elle correspond à la prostate. Dans tout le reste de son étendue, elle est enveloppée par les sphincters.

Sa structure est donc fort différente de celle des deux autres portions. En effet, lorsque le rectum, arrivé sous la prostate, s'est courbé pour la seconde fois, sa tunique charnue, très-épaisse, et à fibres longitudinales très-nombreuses, se termine brusquement; la muqueuse seule s'avance jusqu'à la peau, environnée de fibres musculeuses circulaires appartenant aux sphincters, qui forment, par leur assemblage, une espèce d'anneau beaucoup plus mince à son origine que du côté de la peau, où il devient fort épais, et où il donne naissance à deux prolongemens en forme de queues, dont l'antérieur, plus long, se dirige vers le bulbe de l'urètre, et se confond là avec le bulbo-caverneux, tandis que le postérieur se porte vers le coccix.

Revêtu à son intérieur par la fin de la tunique muqueuse de l'intestin, et uni en avant et en haut à la prostate, cet anneau musculeux correspond de toutes parts à un tissu cellulaire très-abondant et graisseux.

D'après ce que nous venons de dire, il est évident que la portion supérieure du rectum, mobile et revêtue par le péritoine, ne peut, dans aucun cas, devenir le sujet d'une opération chirurgicale, puisque ses parois ne peuvent éprouver de solution de continuité sans qu'un épanchement mortel ne se fasse dans la cavité du bas-ventre. Il n'en est pas de même, à beaucoup près, de la portion moyenne et de l'inférieure, qui forment ensemble une longueur d'intestin de quatre pouces au moins, environnée de tous côtés par un tissu cellulaire abondant, réservoir dans lequel s'accumulent les matières fécales en attendant le moment de leur évacuation; par conséquent sujette à être irritée, enflammée, perforée par le contact de ces matières ou par l'action des corps étrangers qu'elles peuvent contenir, et qui est tous les jours attaquée avec succès par les instrumens de la chirurgie, sans beaucoup de danger, quelquefois dans une portion considérable de son étendue, et indifféremment par tous les points de sa circonférence, sans en excepter même sa partie antérieure et moyenne, que ses rapports intimes avec le bas-fond de la vessie ont fait déjà choisir comme présentant une voie aussi courte que sûre pour parvenir dans la cavité de cet organe, dans les cas où le cathétérisme présente de trop grandes difficultés.

La partie déclive, ou la région inférieure de la vessie, qu'on connaît encore sous le nom de *fond* ou de *bas-fond*, étendue d'arrière en avant depuis la lame recto-vésicale du péritoine jusqu'à la naissance de l'urètre, se continuant sur les côtés avec les régions latérales de l'organe, sans qu'aucune ligne de démarcation bien tranchée puisse servir à l'en séparer, et mesurée par des dimensions presque égales dans tous les sens, est unie par des adhérences solides aux uretères, aux conduits déférens, et aux vésicules séminales, qui, la parcourant obliquement d'arrière en avant, et de dehors en dedans, la divisent ainsi en trois surfaces, dont deux sont latérales, convexes, plus larges en devant qu'en arrière, placées en dehors des vésicules, et correspondent à un tissu cellulaire abondant et graisseux, qui les sépare des releveurs de l'anus; tandis que la troisième, moyenne, placée entre les deux réservoirs spermatiques, triangulaire, ayant une base tournée en arrière qui correspond au péritoine, et un sommet tourné en avant qui correspond à la prostate, est immédiatement appliquée sur la portion moyenne du rectum, dont elle suit exactement la courbure jusqu'à la glande. Là, elle s'en sépare pour se diriger obliquement d'arrière en avant, et un peu de bas en haut, jusqu'au col de la vessie, où elle se confond avec la naissance du canal de l'urètre, que nous pouvons en quelque sorte considérer comme en étant la continuation. Celui-ci, dont l'origine, embrassée par la prostate, et confondue avec le col de la vessie, n'est pas à beaucoup près aussi voisine qu'on paraît l'avoir cru jusqu'ici de la symphyse du pubis (puisque, placée sur une ligne qui s'étendrait de la partie inférieure de cette symphyse au sommet du coccix, elle en est distante d'environ deux pouces), traverse d'abord la prostate en se rapprochant un peu du rectum; puis, devenu libre, il se porte de suite vers la racine de la verge en s'engageant au-dessous de l'arcade pubienne, dont il reste éloigné d'environ quinze lignes; en même temps il s'éloigne de l'intestin, avec lequel il forme un angle ouvert du côté du périnée. La peau de cette région et le prolongement antérieur du sphincter en bas, le canal de l'urètre en avant ; et la dernière portion du rectum garnie par ce même sphincter en arrière, forment les trois côtés d'un espace triangulaire rempli par du tissu cellulaire graisseux, dont la base répond au raphé, et au sommet duquel se trouve la prostate.

Si, prenant pour point de départ la cavité du rectum, on examine dans l'ordre où elles se présentent, et en suivant la ligne médiane du corps, les parties placées au-devant de l'intestin, on trouve, 1° en partant de la portion moyenne et en procédant obliquement d'arrière en avant et de bas en haut, la paroi antérieure de cette portion, une couche plus ou moins épaisse de tissu cellulaire lâche et contenant un lacis de petites veines, la paroi inférieure de la vessie et la cavité de cet organe ; 2° en partant de la courbure que forme l'intestin au-dessous de cette région pour se diriger vers l'anus, et suivant une direction plus rapprochée de l'horizontale, la paroi antérieure du rectum, une couche de tissu cellulaire mince et serré, la prostate traversée par la partie du canal de l'urètre, dans laquelle on remarque la crète urétrale et les orfices des canaux éjaculateurs ; 3° enfin, en partant de la portion la plus inférieure de l'intestin, et suivant une ligne horizontale d'arrière en avant, la paroi antérieure du rectum unie au sphincter, l'espace triangulaire dont nous avons parlé, et tout-à-fait en avant, le bulbe de l'urètre et la partie postérieure du bulbo-caverneux.

De quelque point qu'on procède, et suivant cette direction, on ne trouve aucun vaisseau, si ce n'est les anastomoses capillaires destinées à faire communiquer le système vasculaire d'un côté avec celui du côté opposé.

ARTICLE II.

§. I.

Méthode pour arriver à la vessie par son bas-fond.

Ces rapports étant bien constatés et bien connus, il me fut aisé de voir qu'en incisant le sphincter de l'anus, du rectum vers la racine de la verge, je mettrais à nu non-seulement la pointe de la prostate, mais encore une portion plus ou moins considérable de sa face inférieure, et qu'alors je serais maître de pénétrer dans la cavité de la vessie, ou par le col de cet organe, en traversant la prostate, ou par son bas-fond, en longeant sa partie postérieure. C'est cette seconde manière que je voulus essayer d'abord.

Je fis donc disposer un cadavre comme pour

l'opération de la taille ordinaire, et, après avoir placé un cathéter, que je confiai à un aide, en lui recommandant de le tenir dans une direction parfaitement verticale, j'introduisis dans le rectum le doigt indicateur de la main gauche, dirigée dans le sens de la supination; je glissai à plat sur la face palmaire de ce doigt la lame d'un bistouri ordinaire, et, après avoir tourné son tranchant en haut, j'incisai d'un seul coup, et dans la direction du raphé, le sphincter externe de l'anus et la partie la plus inférieure du rectum qu'il enveloppe : la face inférieure de la prostate se trouva à découvert; alors je promenai le doigt le long de cette face jusqu'en arrière de la glande, et je reconnus facilement, à travers l'épaisseur peu considérable de parties que formaient le rectum et le bas-fond de la vessie adossés, le cathéter, que l'aide avait toujours maintenu dans la même position; je plongeai dans cet endroit, et en me dirigeant sur sa cannelure, la pointe de mon bistouri, et je fis une incision d'environ un pouce. L'urine qui sortit par la plaie que je venais de faire m'assura (comme d'ailleurs je n'en doutais pas) que j'étais arrivé jusque dans la vessie.

L'opération faite et le cadavre étant toujours maintenu dans la même position, l'inspection des parties m'offrit :

A la partie supérieure de l'anus, une plaie divisant le sphincter externe dans presque toute son épaisseur, et au fond de cette plaie une incision presque verticale, à travers laquelle je pouvais voir distinctement et facilement l'intérieur de la vessie; au-dessous de cette plaie, l'anus largement ouvert, à cause de l'incision du sphincter.

La vessie, vue par l'intérieur, me présenta une incision commençant immédiatement derrière son col, et qui s'étendait, en suivant exactement la ligne médiane, jusqu'au milieu de l'espace qui sépare les orifices des uretères.

Les fibres du sphincter, la partie la plus basse du rectum, la partie la plus reculée de la prostate, et le bas-fond de la vessie, avaient été seuls intéressés.

§ II.

Cette méthode exposerait-elle à des accidens graves?

Mais la partie la plus délicate de ma tâche n'était pas remplie; j'avais à répondre à cette question importante: En opérant par ce procédé, ne s'exposerait-on pas à quelques accidens plus fâcheux que ceux qu'on a l'intention d'éviter?

Si on ne considère que la nature des parties intéressées, il est incontestable qu'on ne saurait répondre que par la négative. En effet, les opérations de fistules stercorales qu'on pratique tous les jours, suffisent certainement pour bannir les craintes que pourrait inspirer la section des fibres du sphincter; et l'opération de la taille elle-même rassure complètement sur les suites d'une plaie faite à la vessie, et l'on ne voit pas comment une plaie du bas-fond ne guérirait pas aussi bien qu'une plaie de la partie latérale inférieure de cet organe.

Mais si les solutions de continuité de chacun de ces organes en particulier, guérissent ordinairement, il pourrait n'en être pas de même de leurs lésions simultanées; et nous sommes ici forcés de convenir que l'opiniâtreté avec laquelle les fistules recto-vésicales *spontanées*, résistent à tous les moyens de l'art, peut fournir une objection d'un grand poids contre la communication qu'on établirait entre l'extrémité inférieure du rectum et la vessie, en suivant la méthode dont nous venons de parler. Mais ne savons-nous pas qu'autant nous trouvons la nature rebelle quand nous voulons détruire une ouverture ou un trajet fistuleux qu'elle-même a formés, autant nous la trouvons puissante quand ses efforts tendent à oblitérer un canal artificiel pratiqué contre son gré; et pouvons-nous penser que la communication recto-vésicale ne s'effacera pas par son seul bénéfice, quand nous la voyons tous les jours lutter avec tant d'avantages contre les routes artificielles que nous voulons établir, ou même quand nous voulons rendre aux conduits naturels le calibre qu'ils ont perdu?

Et d'ailleurs il nous paraît évident que la communication même directe des cavités de ces deux organes n'a aucun inconvénient par elle-même, considérée comme servant de passage de l'un à l'autre, et que les malades guériraient très-bien, si on pouvait réduire le rectum à l'état d'un canal qui ne donnât passage à rien. Nous rapporterons plus bas des observations à l'appui de cette assertion.

Or, le plus communément, après l'opération de la taille, les malades, préparés par des lavemens, et tenus à une diète sévère, restent pendant plusieurs jours sans aller à la selle, et pendant ce temps, qui peut être plus ou moins long, la plaie se guérira totalement, ou fera des progrès marqués vers la guérison.

Mais supposons le malade pris, immédiatement après l'opération, du besoin de rendre ses matières fécales; ces matières passeront-elles du rectum dans la vessie?

Nous pouvons répondre de deux manières à cette question : 1° par le raisonnement; 2° par l'examen des faits pathologiques. Mais, comme le raisonnement est toujours sujet à errer, nous commencerons par l'énumération des considérations qu'il peut fournir, en ne les donnant toujours que pour ce qu'elles valent, l'observation des maladies devant nous fournir des preuves plus solides.

Ces considérations sont :

1° Que la situation respective des deux ouvertures est telle, que les matières stercorales, pour approcher de la plaie de la vessie, doivent arriver en même temps au bord de l'ouverture de l'anus ; que, le sphincter étant coupé, elles n'ont plus rien qui les retiennent, et que par conséquent elles ont plus de tendance à franchir l'orifice de l'anus qu'à remonter, contre leur propre poids, dans la cavité de la vessie.

2° Que la direction de ces deux ouvertures est telle, que la plaie de la vessie vient obliquement en avant et en bas vers l'anus, à peu près comme le canal de l'urètre vient s'ouvrir dans la vulve chez la femme ; d'où il suit que les matières, pour arriver dans la vessie, seraient obligées de suivre un mouvement rétrogade que rien ne tend à leur imprimer.

3° Que l'instant où les matières fécales tendraient à s'introduire dans la vessie est précisément le moment de l'excrétion où les releveurs de l'anus, le rectum et la vessie se contractant simultanément, celle-ci est moins que jamais disposée à admettre un corps étranger dans sa cavité.

4° Que dans tous les cas d'excrétion de matières

fécales, la membrane interne du rectum, plus lâche que les autres, forme une espèce de bourrelet qui précède les matières à leur sortie de l'anus.

Ce bourrelet n'est-il pas suffisant pour boucher en partie la plaie, et gêner au moins beaucoup l'introduction des matières dans la vessie?

5° Qu'il est assez facile d'opérer de manière à prolonger l'incision davantage du côté de la vessie que du côté du rectum; de sorte que celui-ci formerait une espèce de valvule, qui, permettant aux urines de s'écouler, s'opposerait presque certainement au passage des matières.

6° Qu'en supposant même qu'une petite quantité de ces matières pénétrât dans la vessie, elles seraient bientôt délayées et entraînées par les urines, etc. etc. etc.

Mais c'était surtout dans l'étude des cas pathologiques analogues que nous devions chercher les moyens d'éclairer la question et de la résoudre; ils prouvent, comme nous allons le voir, 1° que les plaies du bas-fond de la vessie guériraient très-bien, si le rectum ne contenait pas de matières fécales; 2° que les ouvertures, *par cause externe* de la paroi antérieure du rectum peuvent aussi se cicatriser complètement, sans que les malades conservent de fistules; 3° que le séjour prolongé des matières fécales dans la vessie, bien qu'occasionant des accidens graves, n'entraîne pas cependant la mort d'une manière prompte, et par l'effet d'une inflammation gangrénuse violente; 4° que des plaies (toujours par cause externe) faisant communiquer la cavité de la vessie avec celle du rectum, peuvent très-bien guérir sans laisser aux malades aucune infirmité.

Observations qui prouvent que les plaies du bas-fond de la vessie guériraient, si le rectum ne contenait rien.

Si nous supposons la cavité du rectum parfaitement vide, nous mettrons chez l'homme cet organe, considéré par rapport à la vessie, dans les mêmes conditions que le vagin chez la femme : or, nous possédons un bon nombre d'observations d'opérations de taille pratiquées à travers la paroi de ce canal, et qui toutes ont été couronnées du succès. Ainsi :

En 1590, Rosset [1] incise sur une femme le bas-fond de la vessie, déprimé par le poids de onze calculs, au point de former au-dehors de la vulve la partie la plus considérable d'une tumeur égale au volume des deux poings, et dans laquelle le vagin et une portion de la matrice se trouvaient entraînés. La malade guérit promptement; elle avait soixante-six ans.

[1] ΥΣΤΕΡΟΤΟΜΟΤΟΚΙΑΣ, p. 257, Histor. secund.

En 1598, Fabrice de Hilden [1], appelé auprès d'une femme qui ressentait depuis deux ans les douleurs de la pierre, et cherchant probablement, au moyen du toucher, à s'assurer de son volume, reconnaît à nu le corps étranger faisant saillie dans le vagin, agrandit l'ouverture fistuleuse qu'il avait produite, et l'extrait par ce canal, quoiqu'il eût le volume d'un œuf de poule, sans efforts, sans hémorrhagie et sans douleurs très-vives. L'opération eut les suites les plus heureuses.

En 1681, Ruysch [2], en touchant avec soin une tumeur que portait une femme octogénaire, et qui était formée par une chute de matrice avec renversement du vagin, reconnaît une crépitation analogue à celle que produiraient de petites pierres glissant les unes contre les autres : il pratique une incision longitudinale, et retire quarante-deux calculs ; l'écoulement de l'urine et des liquides injectés par l'urètre, et qui ressortent par la plaie, lui prouve qu'il a pénétré dans la cavité de la vessie. La femme guérit promptement, et se trouva ainsi débarrassée de douleurs presque intolérables qui la tourmentaient depuis long-temps.

Enfin, de nos jours, plusieurs chirurgiens ha-

[1] *Fab. Hildani*, Observ., cent. 1, obs. 68.

[2] *Frederici Ruyschii* Observationes anatomico-chirurgicæ, obs. 1.

biles, et notamment M. Flauber, chirurgien d'un des hôpitaux de Rouen, suivant le conseil qu'en avaient donné Méry [1], Louis [2] et M. Dupuytren [3], ont pratiqué plusieurs fois et avec succès la taille par le vagin.

Comme toutes ces observations sont connues, ayant été envoyées par leurs auteurs à diverses sociétés médicales, j'en rapporterai deux qui, je crois, n'ont point été publiées; elles sont de M. Clémot, un des chirurgiens de l'hôpital de Rochefort, qui les a envoyées à M. Dupuytren. C'est l'autenr qui parle.

Deux opérations de taille vaginale.

« Au mois de mars 1814, une fille de Vandré, bourg près Rochefort, âgée de vingt-quatre ans, me fut adressée par M. *Guignard*, chirurgien à Surgère, pour être délivrée d'une pierre dans la vessie, dont elle avait senti les premières atteintes il y avait à peu près six ans. On la trouvait facilement avec la sonde, et le doigt, porté dans le vagin, la sentait au travers la cloison vésico-vaginale, et pouvait la faire supposer de la grosseur d'un œuf de cane.

« Si les praticiens en sont venus à peu varier sur

[1] *Mery*, Observations sur la manière de tailler, chap. 4.

[2] *Louis*, Mémoire sur la taille des femmes.

[3] Loco cit.

la manière d'opérer chez les hommes, il n'en est pas de même pour les femmes. Le peu de longueur du canal de l'urètre, l'espace très-étroit qui l'environne à la partie supérieure du vagin, laissent encore incertain sur la dilatation de ce canal, sa section supérieure, des deux côtés, ou latérale gauche.

« Si l'on veut employer l'appareil latéral, le vagin force de trop approcher de la branche de l'ischion et de l'artère honteuse; il est exposé lui-même à être percé à différens endroits, comme cela est arrivé quelquefois. La section supérieure ne donne pas assez d'espace, et donne lieu à des dépressions, si la pierre est grosse. Cet inconvénient grave, auquel l'on n'a peut-être pas assez pensé, est commun aux instrumens qui coupent des deux côtés. L'urètre étant placé à la partie supérieure d'un triangle, la section qu'il éprouve, ou les déchirures étant transversales, la rétraction immédiate des parties tend à les rapprocher du centre du triangle, dont les côtés sont fixes et osseux, et par conséquent à les éloigner de celles auxquelles elles doivent s'affronter, pour laisser après la guérison les organes dans l'état d'intégrité nécessaire à leur fonction.

« Aussi l'incontinence d'urine, fréquente après toutes ces méthodes dans lesquelles la section du canal de l'urètre est inutile pour le passage de la pierre, a-t-elle conduit plusieurs opérateurs à leur préférer le haut appareil, toujours difficile et dangereux, et quelquefois impraticable.

« Appliquant ces raisonnemens à l'opération que j'avais à faire, ma première détermination fut pour la méthode de Celse, plus appropriée aux femmes qu'aux hommes, par la moindre épaisseur des parties à couper, et la facilité plus grande d'introduire les doigts dans des parties dont l'extension, quelle qu'elle soit, est toujours au-dessous de celle pour laquelle elles sont destinées, et qui ne peut nuire en aucune manière à leurs fonctions ultérieures; ce qui n'existe pas pour les hommes. Si l'on admet dans la pratique la dilatation de l'anus et de l'urètre, l'on ne peut donner que des raisons peu valables et spécieuses contre celle du vagin, lorsqu'il s'agit d'une maladie aussi grave que celle de la pierre.

« Ce qui m'arrêtait le plus était la crainte élevée par quelques praticiens contre les fistules urinaires dans le vagin; mais ces maladies ayant ordinairement leur cause dans le canal de l'urètre, les femmes doivent y être et y sont effectivement peu sujettes. La dificulté de guérir les fistules stercorales, suite de l'opération de la taille chez les hommes, ne vient que du passage continuel des excrémens, et ne peut être appliquée aux fistules urinaires dans le vagin. L'épaisseur de ce conduit, jointe à celle des parois de la vessie et du tissu cellulaire intermédiaire, me parurent devoir fournir une assez ample surface et assez d'inflammation pour une cicatrisation parfaite. J'avais par-devers moi l'exemple d'une femme qui avait joui de ce bienfait après avoir rendu spontanément deux pierres par l'érosion de ces parties. D'après ces raisonnemens, je me déterminai à faire mon opération dans le vagin.

« Fixé sur ce point, il ne me restait plus qu'à le faire sur le procédé. J'ai déjà dit que j'avais pensé à celui de Celse, par lequel mon intention était de porter les deux premiers doigts de la main gauche dans le vagin, à la partie supérieure de la pierre, pour lui faire faire saillie en dehors. J'aurais, avec le dos de la même main, déprimé fortement la fourchette, de manière à me faire un jour dans le vagin, et à me permettre de couper entre mes doigts jusqu'à la pierre, que j'eusse extraite en continuant de la poussser, ou la tirant à l'aide de tenettes ou d'un levier.

« Mais, sachant par expérience que les combinaisons qui paraissent les plus justes avant une opération sont souvent contrariées dans leur application, et que le mérite du chirugien consiste à varier ses moyens selon les obstacles qu'il rencontre, je m'étais muni, au cas de besoin, des instrumens nécessaires à un autre procédé, que j'employai devant mes confrères MM. *Lalanne*, *Repeq*, et plusieurs autres chirugiens de la marine.

« La malade était placée comme à l'ordinaire; je ne pus atteindre la partie supérieure de la pierre ni la faire changer de position de manière à la tirer en dehors, comme je l'avais espéré. Alors je portai dans la vessie, par le canal de l'urètre, un cathéter sans cul-de-sac, dont je m'étais muni. Je portai dans le vagin, un gorgeret en bois, usité dans les opérations de fistule à l'anus. J'appuyai ces deux instrumens l'un sur l'autre au travers des parois de la vessie et du vagin, en leur faisant faire un angle à la hauteur où j'avais l'intention de finir mon incision dans le vagin. Abandonnant le cathéter à un aide, je saisis moi-même avec la main gauche le manche du gorgeret, avec lequel, déprimant la fourchette, je me fis jour dans le vagin, de manière à en voir la partie antérieure retenue et fixée par le cathéter.

« Alors tenant de la main libre un bistouri droit, je le portai comme une plume à écrire dans la cannelure du cathéter, à travers les parois du vagin et de la vessie, que j'ouvris dans son col, derrière le canal de l'urètre, que je laissai intact. Je retirai le gorgeret, je portai mon doigt dans la plaie, afin de connaître son étendue et la grosseur de la pierre ; je retirai le cathéter, je substituai des tenettes à mon doigt, avec lesquelles je fis tomber la pierre dans le vagin, d'où, éprouvant quelques difficultés, je la fis sortir avec une curette en forme de levier.

« Les suites de l'opération ne furent troublées que par une colique que la malade éprouva le huitième jour, et que j'attribuai à la sortie d'une petite quantité de sang que je crus menstruel : elle n'eut de fièvre en aucun temps. Le quinzième, elle commença à sentir passer ses urines par le canal de l'urètre. Au bout d'un mois elle put les retenir quelque temps ; et quinze jours après, elle se rendit dans son pays, où, malgré les travaux les plus rudes de la campagne, elle a acquis beaucoup de force et de fraîcheur, et la faculté de ne rendre ses urines que volontairement et à des intervalles très-éloignés.

« L'âge adulte de cette fille, la grosseur de la pierre, qui avait le volume d'un œuf de cane, les douleurs et les efforts qu'elle occasionait sur le périnée, avaient disposé les parties favorablement à mon procédé opératoire; de sorte que je laissais encore à l'expérience à prononcer sur son application dans des occasions moins favorables; ce qui s'est présenté à moi au mois de novembre 1815.

« Un propriétaire de Saint-Jean-d'Angély vint

m'apporter à Saintes, où j'étais pour le jury de la cour d'assises, sa fille âgée de douze ans, atteinte d'une pierre dans la vessie. Je la trouvai avec la sonde. Voulant la chercher par le vagin, je n'y trouvai d'ouverture que pour l'extrémité du petit doigt, en l'introduisant avec précaution, et peu de douleur de la part de la petite fille : je sentis que l'hymen prêtait sans se rompre. Pensant à l'application de mon procédé opératoire, je substituai le doigt index à l'auriculaire, et trouvai le moyen de l'introduire encore sans rupture de l'hymen, et avec une légère incommodité seulement pour la malade. Je mesurai l'étendue du vagin, qui, comme on sait, ne répond nullement au resserrement de l'orifice; le museau de tanche se trouvait à la longueur du doigt; je vis donc la possibilité d'opérer encore par le même procédé qui m'avait si bien réussi. Je l'employai devant quelques-uns de mes confrères, MM. *Chaslon*, médecin de la marine, *Viaud* et *Foreau*, médecin de Saintes. Le cathéter sans cul-de-sac fut introduit dans la vessie, le gorgeret en bois bien graissé dans le vagin, quoique le repli antérieur de la fosse naviculaire s'élevât de manière à fermer presque le vagin, comme cela arrive chez les petites filles. Le gorgeret le fit étendre facilement sans la blesser, et permit de voir la partie antérieure du vagin, sur laquelle je fis mon incision.

Comme je l'ai rapporté dans l'opération de la fille de Vandré, mon doigt porté dans la vessie, et le cathéter retiré, je sentis facilement une pierre rugueuse de la grosseur d'une noix, que je retirai sans difficulté et peu de douleur, après avoir substitué une tenette droite à une courbe. Les suites furent cette fois encore plus heureuses que la première; j'eus beaucoup de peine à tenir la petite fille à la diète deux jours. Dès le cinquième, elle commença à sentir les urines passer par le canal de l'urètre; le six et le septième, elle put assez les retenir pour ne les rendre qu'à volonté et à de petits intervalles; le huitième, elle s'échappa pour assister dans son voisinage, pendant deux heures, aux séances de la cour d'assises, pendant lesquelles elle ne fut incommodée, ni par l'humidité, ni par le besoin de rendre ses urines; elle continua de sortir en ville jusqu'au douzième jour de l'opération, qu'elle partit pour son pays, où sa guérison n'a fait que s'affermir. *Sabatier* rapporte, dans sa *Médecine opératoire*, que *Tollet* enleva par le vagin plusieurs pierres de la vessie entraînées dans une chute de matrice, et que la malade guérit parfaitement. Il ajoute que si, dans ce genre d'opération, il n'y avait à craindre que les fistules urinaires, on y remédierait facilement. Si ses craintes, sur lesquelles il ne s'exprime pas, viennent du danger de blesser la matrice, ou d'entrer dans la cavité abdominale, on sait que la facilité avec laquelle prête le tissu de la vessie ne met pas dans la nécessité de porter très-haut l'incision, que l'on borne par la jonction des deux instrumens. Dans le procédé que j'ai employé, la partie postérieure du vagin et le rectum sont invariablement défendus par le gorgeret. L'on n'a point à craindre d'ouvrir les uretères ni de vaisseaux majeurs, l'incision de la vessie étant faite sur la ligne médiane. *Sabatier* est-il arrêté par le scrupule de porter le doigt dans le vagin? Mais il a dit plus haut, en parlant des procédés de *Louis* et de *Flurent*, qu'il faut porter le doigt dans ce conduit pendant qu'on fait agir les lames latérales, pour en éloigner sa paroi antérieure.

« S'il parle en faveur de la pudeur et de la virginité, ce sont deux êtres moraux plutôt que physiques qui sortent victorieux des épreuves de la douleur et de la nécessité qu'imposent la raison et la religion, de porter remède à nos maux; ils sont aussi réels, fixes et précieux dans le premier sens, qu'incertains, passagers et futiles dans le second. »

Observation sur une ouverture par cause externe de la partie antérieure du rectum.

L'observation suivante est d'autant plus convenable à mon sujet, qu'elle offre en même temps un exemple d'une guérison de fistule vésico-vaginale.

J'ai vu la malade : mais comme je n'ai pas pris de notes par moi-même, je copierai ici la relation qu'en a donnée M. *Breschet*, dans le *Dictionnaire des Sciences médicales*.

« Il entra à l'Hôtel-Dieu une femme qu'une affection de matrice avait obligée à porter un pessaire en ivoire, dit *en bilboquet;* elle avait laissé très-long-temps ce pessaire sans le retirer : un jour, qu'elle voulait l'extraire, la grande tige, à laquelle viennent se rendre les trois branches, se brisa. Cet instrument resta de la sorte plusieurs années sans causer d'incommodités. Mais enfin, la douleur survenant, la femme réclama les secours de l'art pour l'extraction de ce corps. M. Dupuytren explora le vagin, et reconnut que les deux parties latérales du cercle étaient libres dans le canal, mais que les deux autres, l'antérieure et la postérieure, étaient engagées dans la membrane muqueuse, et ne pouvaient être dégagées. Le doigt porté dans le rectum fit reconnaître une petite partie du cercle à nu dans cet intestin; et la sonde, introduite dans la vessie, apprit à l'opérateur qu'une autre partie faisait saillie et était également à nu dans cet organe. Jamais cette femme n'avait eu ni fistule urinaire ni fistule stercorale. Il paraît que la communication de ce corps étranger du vagin dans le rectum et dans la vessie était faite par une espèce d'usure des membranes, mais d'une manière très-lente. Le procédé opératoire présentait les plus grandes difficultés : mais tout devient facile pour celui qui a le génie de son art. M. Dupuytren essaya d'abord de scier le cercle dans le rectum ; il ne put y parvenir : alors, à l'aide d'une pince très-solide, qu'il fit construire, et dont chaque mors offrait un tranchant mousse venant se rencontrer, il brisa le cercle dans le rectum et dans le vagin, et, par l'une et l'autre de ces cavités, il arracha les deux parties du corps étranger circulaire, qui présentait trois espèces de dents, restes des branches par lesquelles l'anneau était supporté. Cette femme guérit sans conserver aucune incommodité. »

Observation sur les effets du séjour des matières fécales dans la cavité de la vessie.

Cette observation a été communiquée par M. *Joffrion*, médecin à Fontenay, à M. *Dupuytren*, qui a bien voulu me permettre d'en faire usage. C'est encore l'auteur qui parle :

« Défunte dame Dupoutreau, âgée de soixante et quelques années, fut le sujet d'une maladie qui consistait dans le passage des excrémens par la vessie, à l'occasion de l'union de l'iléon avec ce réservoir, et d'une ulcération de ces deux parties.

« Madame Dupoutreau ne se plaignit jamais de douleur sur les intestins qui fît présager l'inflammation notable de ce conduit. Il faut donc que l'union non naturelle de l'iléon avec la vessie ait été produite par une inflammation latente, que la malade aura confondue avec les douleurs nerveuses hypocondriaques dont elle fut tourmentée toute sa vie. Le ténesme vésical dont elle souffrit horriblement pendant les deux dernières années, fut l'occasion de la formation d'un conseil médical dont je fis partie, sans être le médecin ordinaire de la malade. L'odeur de matières fécales, la prétendue constipation de madame Dupoutreau, le tenesme vésical dont elle se plaignit vivement, nous conduisit au conseil de faire sonder la malade. Un grain de raisin introduit dans l'un des yeux de la sonde fortifia mes soupçons; en décantant l'urine du pot de chambre, il nous fut aisé de reconnaître les matières fécales précipitées au fond du pot, et qui troublaient la transparence de l'urine. Restait à déterminer le point de la vessie par lequel l'introduction des matières fécales s'opérait. La mort ayant terminé un reste de vie extrêmement malheureux, nous obtînmes, non sans difficulté, la permission des enfans pour faire l'inspection du cadavre; et je procédai moi-même à son ouverture.

« Je trouvai sans peine ce que nous cherchions ; l'iléon adhérait *au sommet* de la vessie, dans la longeur d'un pouce et demi, et à la distance de sept pouces de son insertion au cœcum. La vessie, rapetissée, était plongée dans le petit bassin, et entourée d'un tissu cellulaire extrêmement dense. Je crus devoir ouvrir la vessie et l'intestin dans les deux points opposés aux points de contact ; c'est-à-dire, la vessie près de son col, et l'intestin dans sa petite courbure ; car c'était par la grande qu'il adhérait à la vessie. Nous vîmes alors une ulcération large au total comme un petit écu, et séparée en deux par une bride. Il y avait donc des raisons suffisantes pour expliquer le non-passage des excrémens par l'anus, puisque, arrivés dans l'iléon, ils s'échappaient par la vessie sans entrer dans le cœcum et autres gros intestins. Voici tout ce que j'ai pu recueillir de particulier sur une maladie très-rare, etc. »

S'il faut un séjour prolongé pendant plusieurs années des matières fécales dans la vessie pour amener la mort, quels inconvéniens peuvent résulter de la présence momentanée de quelques portions de ces matières, qui, délayées par les urines, seraient bientôt entraînées au-dehors ?

Observations de plaies d'armes à feu communiquant du bas-fond de la vessie dans la cavité du rectum.

On en trouve deux dans l'ouvrage de M. le baron Larrey [1]. Je vais copier le passage qui les rapporte.

« Les plaies de la vessie ont eu, en général, une terminaison heureuse. L'histoire la plus remarquable est celle de François Chaumette, chasseur à cheval du 22e régiment, blessé à la bataille du Thabor. La balle traversa le bassin, de l'hypogastre à un travers de doigt du pubis, au point de la fesse gauche qui répond à l'échancrure sciatique. La direction de la blessure et l'issue des matières stercorales et urinaires par les deux plaies m'assuraient de la lésion de la vessie et de celle de l'intestin rectum. . . . .
. . . . A l'époque de la supuration, ce malade éprouva de la fièvre ; à la chute des escharres, les matières coulèrent en abondance. La sonde, introduite dans la vessie, prévint l'infiltration de l'urine, et facilita ainsi l'adhérence des lèvres de la plaie de ce viscère, qui se cicatrisa la première. Ce malade fut parfaitement guéri à son retour au Caire.

« Je citerai encore l'observation du nommé

[1] Mémoires de Chirurgie militaire, et Campagnes de D. J. Larrey, t. 2, p. 162.

Dacio, âgé d'environ 27 ans, caporal dans la 9e demi-brigade de ligne, blessé d'un coup de feu au onzième assaut d'Acre. La balle passa de la fosse droite près de la tubérosité sciatique dans le bassin, où elle traversa le bas-fond de la vessie. L'intestin rectum fut lésé, et la balle se fit jour au périnée, dans la région où se pratique l'opération de la taille : elle se contourna à droite en devant, s'engagea dans une portion du triceps fémoral, et sortit dans l'aine droite, près de l'arcade crurale, et au côté interne des vaisseaux cruraux, qui heureusement ne furent point touchés.

« Le passage subit de l'urine par les plaies inférieures, et l'expulsion involontaire des excrémens, déterminée par la rupture du sphincter de l'anus, me firent connaître la lésion des organes que j'ai désignés. Les douleurs étaient vives, le blessé inquiet, agité, et dans un état de ténesme insupportable. La fièvre s'alluma dès les premières vingt-quatre heures, et fut assez intense jusqu'à la chute des escharres.

« Ce militaire ayant été porté à mon ambulance, je lui donnai les premiers soins, et je continuai d'en diriger le traitement jusqu'à la guérison.

« D'abord je débridai profondément les plaies extérieures, et le premier je passai une sonde de gomme élastique pour prévenir l'épanchement de l'urine; je fis placer une tente enduite de cérat dans le rectum, je prescrivis des lavemens et un régime rafraîchissant. Les premiers temps furent orageux; à la chute des escharres, qui se fit du neuvième au douzième jour, les accidens se calmèrent : il passait peu d'urine par les blessures, et rarement des matières stercorales. La plaie de la fesse fut guérie la première, ensuite celle de l'aine; mais je n'obtins la cicatrisation de celle du périnée qu'après six semaines d'un traitement suivi, dirigé par moi, et confié aux soins particuliers de mon élève, M. *Zinck*. Cette cure fut complète, et il n'y eut point d'incontinence d'excrémens ni d'urine. »

Ces deux observations, comparées l'une à l'autre, donnent lieu à une importante remarque. Chez le premier blessé, où le sphincter avait été respecté, les matières stercorales et urinaires sortaient par les deux plaies : chez le second, où ce muscle avait été déchiré, l'auteur, après avoir parlé seulement du passage des urines par *les plaies inférieures*, et de l'excrétion involontaire des matières fécales, dit plus bas : « Il passait peu d'urine par les blessures, et *rarement* des matières stercorales. » Il ne dit nulle part que ces matières aient pénétré dans la vessie. M. Dupuytren a vu en 1814 deux cas semblables, et qui tous deux ont été amenés à une guérison complète.

§. III.

Avantages.

S'il n'est pas prouvé que cette méthode, qui consiste essentiellement dans une incision du sphincter, de la partie antérieure et inférieure du rectum et du bas-fond de la vessie, ait de graves inconvéniens, il est au contraire incontestable qu'elle aurait sur les autres de grands avantages.

1° Facilité et promptitude dans l'exécution, qui sont telles, que deux traits de bistouri suffisent ordinairement pour pratiquer l'opération.

2° Le peu de danger qui accompagne la lésion des parties intéressées.

3° Le peu de profondeur de la plaie, qui permet de voir jusque dans la cavité de la vessie; d'où résulte plus de facilité pour l'extraction des calculs, moins de dangers consécutifs pour la vessie et le péritoine.

4° La certitude d'éviter l'hémorrhagie, aucun vaisseau considérable ne se trouvant sur la ligne médiane, et d'ailleurs la plaie présentant toutes les facilités pour y appliquer des ligatures.

5° La certitude d'éviter les incontinences d'urine et les inflammations de la prostate, cette glande et le col de la vessie étant ménagés.

6° La possibilité d'extraire les pierres les plus

volumineuses par la partie la plus large du détroit inférieur du bassin.

ARTICLE III.

§. I.

Procédé opératoire pour pénétrer par le col de la vessie.

Le sphincter étant incisé, une seconde route se présente pour conduire à la vessie; c'est celle qui mène à sa cavité par son col.

Si au lieu de commencer la seconde incision en arrière de la prostate, on la commence au-dessous ou au-devant de cette glande, le bistouri étant dirigé vers la cannelure du cathéter, on divisera sur la ligne médiane la prostate, la portion prostatique du canal de l'urètre et le col de la vessie, auquel on pourra à volonté faire une incision de douze à quinze lignes, sans toucher de nouveau au rectum; c'est-à-dire qu'on incisera toutes les parties qui se trouvaient déchirées par la méthode de Marianus-Sanctus, sans toucher à celles qu'il incisait.

C'est donc, en *divisant par l'instrument tranchant* les parties *sur la ligne médiane*, réunir les avantages de l'appareil latéral à ceux du grand appareil, en évitant leurs inconvéniens les plus fâcheux; car on reste toujours exposé à ceux qui résultent de la section du col de la vessie.

C'est surtout dans ce cas qu'il est nécessaire que l'aide chargé du cathéter le maintienne dans une situation parfaitement verticale : sans cette précaution, on s'exposerait à blesser un des canaux éjaculateurs, lésion qui, au reste, paraît peu grave; car, en réfléchissant un peu à leur direction, on se convaincra facilement que l'un deux (le gauche) doit être assez souvent intéressé dans la taille par l'appareil latéral, sans cependant qu'il paraisse en résulter aucune suite fâcheuse. D'ailleurs, ce que j'avance ici est conforme à l'opinion de plusieurs praticiens distingués de la capitale.

Au reste, même facilité que par le premier procédé, et mêmes avantages pour éviter l'hémorrhagie et la piqûre du rectum, puisqu'on l'a constamment sous les yeux et sous la main.

§. II.

Examen.

Tout semble ici approuvé par l'expérience, et les faits pathologiques viennent pour ainsi dire en foule à l'appui de cette assertion. 1° La section du col de la vessie et de la prostate dans la taille par l'appareil latéral, celle du sphincter, dans l'opération de la fistule à l'anus, se reproduisent tous les jours sans que les malades restent pour cela atteints d'infirmités graves ou dégoûtantes.

2°. Ne sait-on pas que quand le rectum a été blessé dans l'opération de la taille ordinaire, il ne reste souvent d'autre parti à prendre, pour éviter une fistule incurable, que d'inciser toutes les parties comprises entre la piqûre et l'extérieur, et que ce moyen, employé plusieurs fois par Desault[1], n'a jamais manqué de réussir?

J'ai plusieurs fois entendu rapporter à M. Dupuytren, qui avait assisté à l'opération, que M. le comte A..... ayant été taillé il y a quelques années, on ne tarda pas à s'apercevoir que des matières fécales délayées et des gaz stercoraux sortaient par la plaie, et que, par conséquent, l'intestin rectum avait été blessé pendant l'opération. L'opérateur, décidé par ses confrères, incisa toutes les parties comprises entre le rectum et la plaie de l'opération jusqu'à la hauteur de la piqûre faite à l'urètre, et le malade guérit très-bien.

Observations de tailles pratiquées par le rectum, et en pénétrant dans la vessie par son col, suivies de succès.

Enfin, j'ajouterai, pour dernière preuve, que cette opération, modifiée seulement dans la manière d'inciser le col de la vessie et la prostate[2],

[1] OEuvres chirurgicales de Desault, par Bichat.

[2] Cette modification étant de M. Dupuytren, il ne m'appartient pas de la faire connaître.

a été employée dernièrement et avec succès par M. *Dupuytren*, comme on le verra dans les observations suivantes :

M. R........, limonadier-restaurateur, d'un tempérament sanguin et lymphatique, et d'une forte constitution, étant parvenu à l'âge de trente-six à quarante ans sans avoir jamais éprouvé aucune maladie grave, s'aperçut, à peu près à cette époque, qu'il avait contracté l'habitude d'uriner plus souvent que ne le fait le commun des hommes. Cette incommodité n'étant accompagnée d'aucune douleur, le malade y fit d'abord peu d'attention, et continua de vaquer à ses occupations et à ses travaux pendant plusieurs années ; mais les envies d'uriner devinrent tellement fréquentes, que déjà il avait été obligé, par des motifs de pudeur, de cesser de sortir en compagnie, lorsqu'il fut pris pour la première fois d'une violente douleur dans la région des reins (il avait alors quarante-cinq ans). Cette douleur vive, profonde, avec fièvre et soif, qui l'obligea de garder le lit, et qui, suivant son expression, faisait le tour des flancs, se dissipa au bout de sept à huit jours, et se manifesta de nouveau cinq à six fois dans l'année suivante, ainsi que dans le courant des huit autres qui précédèrent la première opération qu'on lui fit, en présentant toujours les mêmes caractères et la même intensité.

Cependant les envies d'uriner devinrent de plus en plus fréquentes ; une douleur profonde, qui se propageait jusqu'à l'extrémité de la verge, se fit sentir dans la région de la vessie ; l'excrétion de l'urine devint difficile : quelquefois ce n'était qu'après de longs et pénibles efforts que le malade parvenait à en rendre quelques gouttes ; d'autres fois, le jet partant avec rapidité à la première impulsion, était tout à coup interrompu, et ce n'était que par de nouveaux efforts, et par des mouvemens considérables de la part du malade, que le cours du liquide parvenait à se rétablir. Dans tous les cas, après l'émission volontaire et par jets, il rendait involontairement, et goutte à goutte, une certaine quantité d'urine glaireuse qui tachait son linge et ses vêtemens. Aux efforts pour uriner se joignirent bientôt des envies aussi fréquentes d'aller à la selle, qui provoquèrent la formation de tumeurs hémorrhoïdaires, et qui amenèrent la chute du rectum.

Enfin, les douleurs devenant de plus en plus vives, le malade éprouva de la gêne, puis de la difficulté dans la marche ; bientôt il fut obligé de rester assis d'abord, puis ensuite de garder le lit.

Il avait alors le sentiment distinct d'un corps pesant qui roulait dans l'intérieur de la vessie toutes les fois qu'il changeait de position, et d'où provenaient tous les accidens qu'il éprouvait.

Ce n'est qu'à cette époque, et après avoir mis en usage beaucoup de moyens que l'ignorance lui prescrivait, et que la crédulité lui faisait essayer, qu'il se décida à consulter un chirurgien instruit et habile.

Il y avait quinze ans que les accidens avaient commencé, neuf ans que les premières douleurs de reins avaient paru, et six mois que les souffrances étaient pour ainsi dire devenues intolérables; aussi la constitution du sujet était-elle altérée; son embonpoint, qui auparavant était considérable, était diminué de beaucoup; lui-même était devenu lourd et paresseux, mais il désirait ardemment être débarrassé de son mal, à quelque prix que ce fût.

Le chirurgien qu'il alla consulter l'ayant sondé, reconnut la pierre, et proposa l'opération, qu'il fit après avoir préparé le malade par la diète, par des bains et par des purgatifs.

L'incision extérieure, comme on en peut juger par la cicatrice, fut commencée six à sept lignes seulement en avant de l'anus, et dirigée presque transversalement sur la tubérosité de l'ischion.

C'est tout ce qu'on peut savoir sur le manuel de cette opération, qui, au reste, fut courte et exempte d'hémorrhagie. On retira une pierre ovale, aplatie, longue de deux pouces, large de dix-huit lignes, épaisse d'un pouce à son centre, d'un jaune rougeâtre, légèrement rugueuse, et pour ainsi dire chagrinée à l'extérieur, pesant une once lors de son extraction, et présentant à son centre un noyau dur et compact, de la grosseur et de la forme d'une très-forte amande.

Le malade, remis dans son lit, n'éprouva d'autre accident qu'un sentiment de chaleur âcre dans la région de l'anus et vers la racine de la verge; incommodité qu'il attribuait aux suites nécessaires d'une opération aussi grave que celle qu'il venait de subir.

Ce ne fut que quinze jours après, et au moment où la plaie faisant des progrès vers la guérison, que les urines recommencèrent à prendre leur cours ordinaire, que lui, malade, et, à ce qu'il croit, les chirurgiens s'aperçurent que non-seulement les urines, mais encore les gaz stercoraux et des matières fécales délayées, passaient par le canal de l'urètre. Chaque fois que cet accident arrivait, il était accompagné de douleurs et de cuissons très-vives vers l'anus et vers la racine de la verge; en même temps, des efforts involontaires expulsaient par les selles une certaine quantité d'urine.

Des tampons de charpie furent introduits dans la plaie, et une sonde de gomme élastique fut fixée à demeure dans le canal de l'urètre; mais on supprima toute espèce de pansement au bout de huit à dix jours, et on abandonna le soin de la guérison à la nature.

Enfin six semaines après, le malade guérit de la plaie extérieure, après avoir été passer quelques jours à la campagne, urinant assez régulièrement toutes les deux heures, et chaque fois étant obligé de rendre par l'anus une petite quantité d'urine, laissant échapper presque continuellement des vents bruyans par la verge, mais n'éprouvant de douleurs vives que quand quelques portions de matières fécales s'engageaient dans le canal de l'urètre; accident qui n'arrivait jamais qu'à l'occasion de quelque effort violent, et qui cessait aussitôt que des efforts plus violens encore avaient déterminé un flot d'urine assez considérable pour balayer le canal; le malade, accoutumé à son état, avait repris ses occupations, et s'estimait encore heureux d'être débarrassé des douleurs beaucoup plus vives qu'il avait éprouvées. Mais ce calme ne devait durer que peu de temps. Six mois après, il fut atteint de nouveau des douleurs de la pierre; seulement il n'eut pas de douleurs de reins, et il ne sentait pas aussi distinctement que la première fois le corps étranger se déplacer dans la cavité de la vessie.

Deux ans et demi se passèrent dans cet état de souffrance; mais enfin, en proie à des douleurs insupportables, tourmenté par la fréquence des envies d'uriner, par les efforts continuels pour aller à la garde-robe, rendant à chaque instant des matières fécales par les voies urinaires, affaibli par un dévoiement séreux, résultat de la présence presque constante de l'urine dans le gros intestin ; ne pouvant plus ni marcher ni s'asseoir, et forcé de garder le lit, il eut de nouveau recours à son chirurgien, qui lui fit une seconde opération, trois ans après la première.

Cette fois l'incision fut faite un peu plus en avant ; commencée à huit à neuf lignes de l'anus, elle se dirigeait comme l'autre vers la tubérosité de l'ischion gauche.

On retira, non pas un calcul, mais une assez grande quantité d'une espèce de *magma* calculeux, mou et friable, d'un jaune rougeâtre, qu'on fut obligé d'extraire à plusieurs reprises au moyen d'une curette, et dont on entraîna la dernière portion par des injections d'eau tiède répétées plusieurs fois.

Le malade, remis dans son lit, n'éprouva pas plus de difficulté à guérir que la première fois. Au bout d'un mois, il reprit ses occupations, et, conservant son infirmité, mais résigné, il avait lieu d'espérer la continuation du seul bien-être dont il lui fût permis de jouir..... Huit mois s'étaient à peine écoulés, qu'il eut lieu de concevoir de nouvelles inquiétudes. Des douleurs de reins se manifestèrent comme la première fois; à ces douleurs succédèrent les symptômes d'une nouvelle récidive de la maladie, et bientôt il fut réduit à implorer pour la troisième fois les secours de l'art.

Il y a maintenant [1] quatorze mois qu'il a subi la seconde opération, et trois ou quatre mois qu'il éprouve les symptômes d'une nouvelle pierre.

Je vais tâcher de décrire son état actuel. Il a maintenant cinquante-sept ans; sa constitution, quoique affaiblie par les souffrances qu'il éprouve depuis si long-temps, est encore bonne. En proie aux douleurs cruelles de la pierre et du catarrhe vésical, il éprouve encore celles qui résultent du passage de l'urine dans le rectum, et de celui des matières fécales dans le canal de l'urètre.

Les envies d'uriner sont si fréquentes, qu'elles reviennent régulièrement toutes les heures, et quelquefois plus souvent; elles sont si pressantes, que le malade a à peine le temps de se lever pour courir à la chaise percée. Le jet de l'urine part avec impétuosité, puis bientôt il s'arrête brusquement, et cela à diverses reprises: alors un sentiment de chaleur âcre et incommode se fait sentir dans le rectum; des efforts involontaires ana-

[1] C'est à cette époque que le malade vint trouver pour la première fois M. Dupuytren. Ayant recueilli alors ces notes, je donnerai l'observation telle que l'avais commencée avant l'opération, et telle que je l'ai achevée pendant la cure.

logues à ceux que l'on fait pour aller à la selle, mais plus violens et comme convulsifs, se déclarent; des vents bruyans font irruption par la verge, des tumeurs hémorroïdales sortent; la membrane interne du rectum se renverse; quelques gouttes d'urine sortent par le fondement; en même temps la verge se raccourcit, se courbe en bas, devient dure, et fait éprouver au malade des douleurs très-vives, qui ont leur siége dans ses deux extrémités. Au bout de quelques minutes, les efforts cessent, la membrane interne du rectum et les tumeurs hémorrhoïdales rentrent peu à peu; en même temps, la verge revient à son état naturel, les douleurs que le malade y éprouve, qu'il soulage en la tiraillant fortement, se dissipent. Celles qu'il ressent dans la vessie sont plus long-temps à s'affaiblir; en général, au bout d'une demi-heure, le calme est à peu près rétabli, mais il est de nouveau troublé un quart-d'heure après, de sorte que le malade a à peine un quart-d'heure d'un repos incomplet sur une heure de temps.

Quelquefois les efforts sont si considérables, qu'ils déterminent le passage par l'urètre d'une quantité assez considérable de matières fécales: alors les douleurs deviennent atroces, et les efforts d'expulsion sont des plus violens. On n'a d'autre moyen pour les soulager que des lavemens, qui, passant à la fois par l'anus et par l'urètre, entraînent ainsi toutes les matières, et rétablissent le calme.

Lorsque le besoin d'aller à la selle se fait sentir, ce qui n'arrive en général qu'une fois sur vingt-quatre heures, si les matières sont liquides, tout se passe à peu près comme dans l'excrétion de l'urine; mais lorsqu'elles sont dures et difficiles à expulser, les efforts les dirigeant vers l'ouverture de communication établie entre le rectum et le canal de l'urètre, une douleur très-violente se fait sentir à l'endroit qui correspond à la fistule; le sphincter irrité se contracte convulsivement, une lutte s'établit entre lui et les muscles expulseurs, les matières s'engagent dans l'urètre en même temps qu'elles sortent par l'anus, les douleurs deviennent intolérables, et ne cessent que quand des lavemens ou les urines ont entraîné leur cause matérielle.

Outre les crises dont la répétition presque continuelle est occasionée par la présence de la pierre dans la vessie, mais dont les phénomènes sont dûs en grande partie au passage des urines dans le rectum, et à celui des matières dans l'urètre, ce malheureux offre encore, comme on le pense bien, tous les signes rationnels et positifs de la pierre, et il a de plus tous les accidens qui caractérisent le catarrhe vésical, comme, par exemple, la chaleur et la douleur profonde derrière les pubis, augmentées encore par la présence du calcul, les urines glaireuses, etc. etc.

Cet état dure depuis quatre mois. Quand le malade se lève, les crises sont continuelles ; il n'a pissé le sang qu'une seule fois, il n'a jamais éprouvé aucune douleur ni aucune rétraction du testicule. Les douleurs de reins n'ont paru qu'une fois, lors du renouvellement des derniers symptômes de calcul qu'il éprouve. Il attend avec impatience le jour d'une opération qui peut-être le délivrera de la triple cause des souffrances cruelles auxquelles il est livré depuis si long-temps.

Suite de l'Observation.

Ce malade, dans la situation presque intolérable que je viens de décrire, ayant fait demander M. *Dupuytren* quelque temps après que je l'avais prié de vouloir bien me donner son avis sur les procédés que j'ai fait connaître, l'occasion lui parut favorable pour mettre le dernier en usage. En effet, cette opération n'ayant pour inconvénient probable qu'une fistule ouverte dans le rectum, il est évident que cet homme qui en avait une, qu'on reconnaissait très-bien au moyen du doigt, à ses bords durs, calleux, et probablement cicatrisés, n'avait rien à perdre et tout à gagner ; car il était à la rigueur possible (quoique cela ne fût pas probable) que les bords de l'ouverture fistuleuse ne fussent pas cicatrisés; et, dans ce cas, en comprenant celle-ci dans l'incision du sphincter et du rectum, le malade se serait trouvé, pour guérir, dans les mêmes conditions qu'un homme opéré de la fistule stercorale, ou mieux encore, qu'un malade opéré pour une piqûre du rectum après l'opération de la taille.

L'opération fut donc décidée et faite le 9 novembre 1815. La fistule fut comprise dans la première incision. Il ne s'écoula pas deux cuillerées de sang.

On fit promptement et facilement l'extraction d'un calcul du volume d'une forte noisette, et on fut à même de remarquer avec quelle facilité, les branches des tenettes ne trouvant aucun obstacle en arrière, on pouvait introduire et promener celles-ci dans la cavité de la vessie dans tous les sens, même dans celui de son axe en longeant sa paroi intérieure.

Le premier jour, le malade, délivré, par le fait même de l'opération, de toute espèce de crise, passa la journée dans le calme le plus parfait; le soir, sommeil; les urines commencent à couler par la verge.

Dans la nuit du troisième au quatrième jour, les urines continuent de couler et en grand abondance par la verge; le malade rend involontairement, et sans s'en apercevoir, quelques matières stercorales liquides par l'anus : ni matière ni gaz par la verge.

Dans la nuit du quatrième au cinquième jour, plusieurs selles liquides ; les urines qui passent par la verge entraînent une petite quantité de matières stercorales délayées.

Le cinquième jour, le dévoiement continue. (On diminue de quantité les boissons du malade, et on le met à l'usage de l'eau-de riz.)

Le sixième jour, le dévoiement a cessé ; les intervalles qui séparent chaque évacuation d'urine sont au moins d'une heure, et il en sort à peu près autant par la verge que par la plaie.

Le septième jour, on permet au malade des alimens.

Le neuvième jour, il est averti du besoin d'aller à la selle, et rend des matières molles et moulées. La plaie du sphincter commence à se cicatriser.

M. *Dupuytren* forme le projet de mettre une sonde dans la vessie, mais les mesures de sûreté prises à l'occasion d'un grand procès l'empêchent pendant quatre jours consécutifs de pénétrer jusqu'au malade.

Le douzième jour, il ne passe plus qu'une très-petite quantité d'urine par la plaie. Le malade sent distinctement le besoin d'uriner, besoin qui ne se renouvelle au plus que toutes les trois heures.

Dans la nuit du douzième au treizième jour, pour éprouver jusqu'à quel point il est maître de se retenir, il lutte pendant une demi-heure contre le besoin d'uriner ; sa vessie irritée se contracte fortement, l'urine se fait jour par la plaie, et dès ce moment elle recommence à couler beaucoup plus abondamment que par la verge.

Le quinzième jour, le malade va à la selle et rend sans douleur des matières par la verge. M. *Dupuytren* plaça une sonde de gomme élastique dans la vessie, et je pansai le malade avec des mèches de charpie enduites de cérat, afin d'isoler la communication fistuleuse, et de m'opposer à la cicatrisation du sphincter, qui était très-avancée. Depuis cette époque, les urines passèrent en totalité par la sonde; quelquefois cependant une petite quantité s'échappait entre celle-ci et le canal, sans que pour cela il en passât par la fistule. D'autres fois aussi, mais beaucoup plus rarement, et toujours à l'occasion de quelque effort de la part du malade, les matières fécales elles-mêmes se firent jour par la fistule, et sortirent en-dehors par l'extrémité de la verge, en coulant aussi le long de la sonde entre celle-ci et l'urètre.

La première sonde fut remplacée par d'autres successivement plus grosses.

Au vingt-cinquième jour, le doigt, introduit dans le rectum, sentait la fistule revenue exactement à ce qu'elle était avant l'opération : tout le reste était guéri, c'est-à-dire que le malade se trouvait tout-à-fait dans le même état qu'après la première opération; état sur lequel je crois avoir donné assez de détails dans le commencement de cette observation pour n'avoir pas besoin de les répéter ici. La sonde fut retirée quelques jours après ; sa présence était devenue inutile, l'ouverture fistuleuse ne se retrécissant plus.

L'analise des calculs ayant prouvé à M. *Thénard* qu'ils avaient pour base principale l'acide urique, on crut devoir mettre M. R... à l'usage des eaux alkalines gazeuses, afin d'éviter, s'il était possible, le renouvellement de cette terrible maladie. Mais six mois après, il fut pris de nouveau des accidens de la pierre, qu'on reconnut et qu'on retira encore une fois par le même procédé. Le malade guérit de cette seconde opération comme de la première.

Quoique le succès ne fut pas aussi complet qu'on aurait pu le désirer, cependant, comme, avant l'opération, cette fistule ancienne avait des bords calleux, et cicatrisés isolément, comme d'ailleurs tout ce qui avait été attaqué par l'instrument tranchant avait guéri parfaitement deux fois de suite, il nous fut à peu près démontré qu'un sujet qui n'aurait pas eu de fistule aurait pu guérir complètement de cette opération; et il fut décidé par M. *Dupuytren* qu'il la tenterait à la première occasion. C'est ce qu'il fit sur le sujet de l'observation suivante, qui a été recueillie par M. *Hussenet*.

Blanchard, âgé de onze ans, né à Poissy, d'une forte constitution, éprouvait, depuis l'âge de trois ans, en urinant, des douleurs à l'extrémité de la verge, et surtout dans la région de la vessie au-dessus du pubis; ces douleurs reparaissaient lorsqu'il faisait des exercices violens ou un faux pas : jamais il n'avait rendu de sang en urinant.

Ses parens le conduisirent à M. *Bellivier*, qui le sonda, reconnut la présence d'une pierre dans la vessie, et l'adressa à M. *Dupuytren*, qui le sonda de nouveau, et de même trouva la pierre.

Le malade, préparé convenablement, fut opéré le 17 mars 1817. Il ne s'écoule pas une cuillerée de sang; un calcul de moyen volume est extrait avec facilité. Dans le cours de la journée, le malade se lève deux fois, tourmenté par des besoins factices d'aller à la selle; il gagne du froid, et le soir le ventre est douloureux, sans tension ni gonflement. Dans la nuit, évacuations abondantes de matières fécales délayées par l'urine, qui s'écoule lentement par la plaie. Les douleurs du ventre se calment; sommeil pendant une partie de la nuit; aucun écoulement de sang.

Le deuxième jour, état satisfaisant.

Le troisième jour, il rend un peu d'urine par la verge, mais point de matières fécales ni de gaz par cette voie.

Les urines continuent de couler, partie par la verge et partie par la plaie, deux ou trois fois par jour, mais abondamment chaque fois. Les matières fécales coulent involontairement. On commence à se relâcher de la sévérité du régime.

Le dixième jour au soir, le malade vomit son dîner; il se plaint de douleurs à la tête et au ventre, principalement à l'hypocondre gauche; le ventre est souple, point volumineux, point tendu, point douloureux au toucher : vomissemens répétés plusieurs fois dans la soirée : cependant tout va bien du côté de la vessie. (Guimauve édulcorée et nitrée, bain.)

Le onzième jour, les vomissemens et l'état du ventre continuent.

Le soir, il rend un ver par la verge; rapports nidoreux, vomissemens pendant la nuit.

Le douzième jour, les douleurs du ventre cessent.

L'urine cesse pendant quelques jours de sortir par la plaie, et les matières fécales sont moulées; bientôt il recommence à uriner par la plaie, qui ne guérit que lentement.

Le dix-septième jour, M. *Dupuytren* met une sonde; l'urine cesse de couler par la plaie : au bout de douze jours, elle sort entre la sonde et le canal. On change la sonde. Les deux jours suivans, écoulement de matières avec les urines par la verge, et de ces dernières par la plaie.

Le troisième jour, les matières fécales sont moulées et les urines claires.

Cette dernière sonde reste vingt jours : alors la plaie est totalement cicatrisée, et le malade guéri sans aucune infirmité.

Nous l'avons vu plusieurs fois depuis ce temps, et il ne diffère aucunement, sous le rapport de l'excrétion des ruines et des matières fécales, d'un individu qui n'aurait jamais subi l'opération de la pierre.

Je dois à la vérité d'ajouter que M. *Dupuytren*, reconnaissant les avantages incontestables que cette méthode offre par rapport à l'hémorrhagie, mais d'ailleurs frappé plus que moi de l'inconvénient du passage des matières fécales par l'urètre et des urines par le rectum, a, dans d'autres opérations qui ont suivi celles que je viens de rapporter, pénétré dans la vessie sans intéresser le rectum, mais en faisant toujours les incisions sur la ligne médiane. C'est à lui de faire connaître sa méthode, et les avantages qu'elle présente.

Telles sont les réflexions que j'ai cru devoir soumettre à l'illustre École dont je m'honore d'être l'élève. Puisse-t-elle voir dans mes efforts le véritable motif qui les a dirigés, c'est-à-dire moins le désir de faire une chose nouvelle qu'une chose utile! Sans doute la faiblesse de mes moyens ne m'a pas permis de découvrir la meilleure méthode à suivre pour la taille par *la ligne médiane;* mais je m'estimerais toujours trop heureux d'avoir donné l'impulsion, si des hommes plus expérimentés adoptaient définitivement cette idée pour en faire la base d'une méthode moins meurtrière, et par conséquent plus utile à l'humanité que celle qu'on emploie encore aujourd'hui.

EXPLICATION DE LA PLANCHE.

Elle représente une coupe du bassin faite directement d'avant en arrière par sa partie moyenne, et au moyen de laquelle on peut facilement estimer toute l'étendue de l'adhérence du bas-fond de la vessie à la portion moyenne du rectum, en prenant pour limite de cette adhérence la réflexion du péritoine en arrière, et la prostate en avant.

Des trois lignes qu'on y remarque, l'horizontale indique la hauteur où se termine l'incision du rectum et des sphincters, et les deux obliques tracent la direction que doit suivre l'instrument en partant de cette première incision, soit pour pénétrer dans la vessie par son col en passant au-devant de la prostate, soit pour y arriver par son bas-fond en passant en arrière de la glande.

MÉMOIRE

SUR

LA MÉTHODE D'EXTRAIRE LA PIERRE DE LA VESSIE URINAIRE PAR LA VOIE DE L'INTESTIN RECTUM;

PAR ANDRÉ VACCA BERLINGHIERI,

Professeur de clinique chirurgicale à l'Université impériale et royale de Pise, chevalier de l'ordre du Mérite, sous le titre de Saint-Joseph, et membre de plusieurs Académies en Europe, etc.

TRADUIT DE L'ITALIEN

PAR L. J. E. BLAQUIÈRE,

Docteur en médecine de la Faculté de Paris.

QUAND les hommes sont appelés à décider de l'importance de leurs découvertes, ou du mérite de leurs propres œuvres, il n'en est aucun qui ne soit exposé à porter de faux jugemens. L'amour-propre jette à tort ou à raison un voile épais sur les yeux de tous les auteurs, et nous savons par expérience que ce voile peut aller jusqu'à obscurcir la vue d'hommes mêmes célèbres à juste titre. Les exemples ne manquent pas d'écrivains qui, après la publication d'un excellent travail, ont ensuite donné de fort minces productions, en leur accordant encore la préférence.

Quant à moi, étranger à cette célébrité qui ne met pas à l'abri de l'erreur, il est vrai, mais qui est presque garant de n'en pas commettre de graves ; c'est toujours avec une incertitude fort pénible que j'ai soumis au public le résultat de mes travaux, et singulièrement lorsque ceux-ci contenaient des idées neuves, ou étaient destinés par leur nature à combattre des doctrines généralement reçues et appuyées récemment par de grandes autorités.

Cette incertitude dont je me suis plains, je ne l'éprouve point en publiant un écrit où je ne cherche pas pour moi de la célébrité, où au contraire je n'ai en vue que l'utilité publique, et où l'on verra que je ne m'attache pas à confirmer une découverte qui m'appartienne, mais bien celle d'un autre.

Tout en me flattant d'arriver plus vite que M. Sanson à promulguer sa nouvelle méthode parmi les hommes de l'art, car l'expérience est plus puissante que le seul raisonnement, je ne me fais pas illusion sur le degré de gloire qui doit m'en revenir.

Qu'ai-je fait de plus en effet que d'avoir prouvé par des observations ce qu'une haute sagacité unie à un bon esprit avait suggéré à ce chirurgien.

Est-ce un grand titre à l'illustration que d'avoir apporté à cette méthode quelques modifications qui, bien qu'utiles, pouvaient facilement être trouvées par un homme ordinaire, pourvu qu'il eût quelque pratique et du bon sens. Que si cet écrit ne m'attire pas de renommée, il servira du moins à prouver que je ne suis esclave ni de la routine ni de l'autorité des grands noms, idoles exclusives de la plupart des hommes ; que je ne m'engoue pas de mes propres succès ; que, docile à la voix de la raison, j'abandonne l'errenr aussitôt qu'elle me la montre dans mes théories ou mes procédés les plus familiers.

Je me propose ici de faire connaître une nouvelle méthode de pratiquer l'opération de la taille, de faire sentir ses avantages sur celles déjà connues, et de les démontrer non-seulement par le raisonnement, mais appuyés d'observations qui me semblent d'une très-grande importance.

Depuis les travaux des chirurgiens de tous les pays dans le siècle dernier et dans celui-ci, on était généralement persuadé que cette opération était arrivée au plus haut degré de perfection qu'on pût désirer dans notre art, et quoique les opérateurs ne se fussent pas unanimement arrêtés à la même méthode générale, la très-grande majorité d'entre eux avaient adopté le grand appareil latéralisé, avec divers procédés, dont aucun n'est exempt de très-graves inconvéniens.

Nous en étions là lorsque M. Sanson, jeune chirurgien français, a trouvé une nouvelle voie pour pénétrer à la vessie, plus courte, moins périlleuse, plus facile à suivre; et telle est l'idée qui m'en reste, que je ne saurais croire qu'elle ait pu échapper tout-à-fait aux méditations et aux recherches profondes de tant d'hommes de génie qui se sont occupés de cette matière.

La méthode de M. Sanson a été reçue avec une extrême froideur de la part des chirurgiens français; aucun d'eux, que je sache, ne l'a employée, si ce n'est le professeur Dupuytren, et dans une seule occasion. Ce fâcheux accueil est peut-être dû à l'impossibilité où s'est trouvé l'inventeur d'appuyer ses raisonnemens d'observations assez nombreuses; peut-être aussi à ce que quelques-unes de celles qu'il a données n'étaient pas dans un rapport assez étroit avec sa théorie.

M. Sanson aura plus de grâces à rendre à quelques chirurgiens italiens; pour ceux des autres nations, je ne sais positivement pas à quoi m'en tenir, je doute pourtant que ses idées les ait séduits. Mais je suis maintenant en état de démontrer, avec un bon nombre d'observations, ce que le simple raisonnement avait fait croire à son auteur, que la taille recto-vésicale mérite, à tous égards, d'être préférée aux autres tailles connues, non pas précisément par le procédé que paraît adopter M. Sanson, et appliqué par M. Dupuytren et plusieurs chirurgiens italiens après lui, mais par un autre, signalé seulement comme exécutable encore par M. Sanson (1).

Mais avant d'entrer dans les détails du nouveau procédé opératoire, qu'il me soit permis de relever une bévue des savans rédacteurs de l'article LITHOTOMIE du *Dictionnaire des Sciences médicales*.

Ils exposent la méthode avec beaucoup d'exactitude, en portent un jugement assez favorable, et ajoutent qu'elle n'est pas nouvelle; *que deux cents ans auparavant*, Végétius, *chirurgien italien*, la mettait en pratique.

Les rédacteurs s'appuient sur la *Bibliothèque chirurgicale* d'Haller, en citant ce seul et court passage du savant écrivain : *Jubet per vulnus recti intestini et vesicæ aculeo lapidem ejicere.* Cette citation semblerait lever toute incertitude, et ôter à M. Sanson le mérite de l'invention. Mais dans Haller, après les mots rapportés, on trouve *ubi vesica rupta sit;* d'où l'on voit que Végétius, en tout état de cause, ne donne ce conseil que dans le cas très-rare où la vessie se serait rompue; Haller ne manque pourtant pas d'avertir que Végétius avait écrit sur l'art vétérinaire, par conséquent qu'il parlait ici des opérations à faire sur les animaux et non sur les hommes.

Mais pour mieux éclaircir ce point de discussion, et faire voir combien il serait injuste d'enlever à M. Sanson la gloire de sa découverte, ouvrons l'ouvrage même de Végétius, et tâchons de découvrir sa pensée.

DE JUMENTIS CALCULOSIS, CAP. XLVI, LIB. I *.

Si quod jumentum calculosum fuerit, hæc signa monstrabunt : torquetur, [c] *gemet, extendet se ad conatum mingendi, stillat veretrum ejus* [d] *guttis materiam, modi cum mingit et plene (mingere non potest, quod quotidie patitur. Sed hujusmodi vitium teneris ætatibus plerumque, contingit, quod sic invenies : manum ad interiorem partem mittes, et à cervice vesicæ sub ipso ano* [e] *ad hippocentorum versus palpabis digitis, et calculum ibi invenies. Quod vitium difficile curatur. Nam interdum nimio conamine prope ipsum anum vesica disrumpitur, et lotium per anum emittit, et quasi* [f] *aquæ adsimilatur.) Ideoque, missis digitis per foramen quod fecerit,* [g] *longanonis, et ipsius vesicæ aculeo calculum eximis, et curabis clysteriis* [h] *collecticiis, id est, quæ glutinent, ut foramina illa sanentur. Potionabis autem illos* [i] *duritica potione. Difficilis autem hujusmodi*

* On rectifiera facilement les erreurs du texte ; elles sont indiquées par de petites lettres.

cura est, quia vim patientes ex corruptione vesicæ tortione moriuntur.

P. V. B. *Vegetii viri illustris Mulomedicina. Ex trib. vetustiss. Codd. varietate adjecta : unde infiniti loci addi et expurgari à quovis poterunt, usu magno publico.*

Opera Joan. Sambuci Pannonii.

Cum cæs. majest. privilegio. Basileæ per Petrum Pernam MDLXXIV.

Une pareille citation peut se passer de commentaire : qui ne voit que Végétius parle d'une opération *exécutable* sur les ânes (et il ne dit pas qu'elle l'ait jamais été), dans le cas seulement d'une rupture spontanée de la vessie dans le rectum. Végétius n'ajoute aucun détail sur les choses à observer en pareille circonstance, et se contente de dire : *Missis digitis per foramen quod fecerit longanonis, et ipsius vesicæ aculeo calculum eximis.*

Jamais sans doute l'ouvrage de Végétius n'est tombé dans les mains du chirurgien français ; mais, en supposant même que cela fût, y en aurait-il moins de mérite à lui d'avoir transposé une opération vétérinaire dans la médecine humaine, à tirer une règle générale d'un cas particulier, à démontrer par des argumens irrésistibles la supériorité de sa méthode sur toutes celles déjà connues, qui sont enseignées et prônées par tous les plus célèbres praticiens de l'Europe (2).

Pour mieux concevoir l'excellence de la taille recto-vésicale, et en faire apprécier tous les avantages par les personnes qui seraient prévenues en faveur des anciennes méthodes, je crois utile de poser quelques principes dont l'évidence fait autant d'axiomes.

1° L'art possède bien les moyens de déterminer l'existence d'une pierre dans la vessie, mais n'en fournit aucun pour déterminer sa forme et son volume.

2° Ce volume peut être tel que l'extraction en devienne difficile. Cette difficulté, surmontable toutes les fois que l'obstacle est formé par des parties molles, devient tout-à-fait invincible, lorsqu'il l'est par des os, qui ne laissent entre eux aucun écartement possible, tels que sont ceux du détroit inférieur du petit bassin. D'où l'on peut conclure que, toutes choses égales d'ailleurs, cette méthode doit être préférée dans laquelle les calculs petits ou grands pourront constamment s'extraire.

3° La vessie urinaire étant placée profondément dans la cavité du bassin, et à des distances très-inégales de la superficie du corps, cette méthode doit toujours être préférée, toutes choses égales d'ailleurs, qui conduira à la vessie par la voie la plus courte; d'abord parce que la plaie aura moins d'étendue, et ensuite parce qu'on sentira et qu'on amenera plus facilement le corps étranger.

4° Les trajets suivant lesquels on peut arriver à la vessie étant déjà d'une certaine longueur; quelques-uns d'eux en outre sont dirigés près de certaines parties plus ou moins importantes à la vie, ou près de gros vaisseaux artériels : cette méthode devra donc être préférée, qui conduit à la vessie par un trajet qui éloigne de ces parties.

5° Les reins continuant à faire leurs fonctions après l'opération, et la vessie étant le réceptacle des urines, il est clair que le meilleur mode d'inciser cette vessie sera celui dans lequel l'infiltration des urines pourra le moins se faire ; cette infiltration ou leur épanchement n'existant jamais sans un certain danger.

6° La pierre étant quelquefois très-friable et se rompant en effet dans le cours de l'opération, il faut donc encore préférer, toutes choses égales d'ailleurs, cette méthode, où la rupture des calculs sera moins fréquente, et où l'extraction des fragmens, en cas de rupture, sera plus facile.

7° Toutes choses égales d'ailleurs, cette méthode enfin sera toujours préférable qui fait arriver dans la vessie, non pas guidé par les notions d'une savante anatomie, mais conduit infailliblement par le secours d'un instrument précédemment introduit dans cette cavité par les voies naturelles.

Après avoir posé ces bases générales, sur les quelles je ne pense pas qu'il puisse s'élever de doute, examinons les principaux procédés opératoires connus.

Haut appareil. Ici, les os ne peuvent s'opposer à l'extraction. Le volume du calcul, quel qu'il soit ne sera donc jamais un obstacle dans ce procédé. Point de vaisseau important dans le voisinage de la ligne blanche, ni dans la partie moyenne du haut-fond de la vessie, lieu où se fait l'incision ; par conséquent point de crainte d'hémorrhagie. La vessie (étant pleine surtout) se trouve plus rapprochéedu pubis à l'insertion du muscle droit, que d'aucun point du périnée ; on a donc moins d'espace à parcourir dans le haut appareil que dans tous ceux où l'on attaque par le périnée.

Ces avantages sont grands sans doute, mais ils sont compensés par de fâcheux inconvéniens. En effet, comme l'enseigne le frère Cosme, qui, avec son ingénieux instrument a tant perfectionné l'appareil latéral, outre l'incision de la vessie au-dessus du pubis, il faut en faire une autre au périnée, et laisser dans la vessie une canule à demeure pour l'écoulement de l'urine. Or, l'opération en devient bien plus longue, bien plus douloureuse ; les plaies sont multipliées, et les dangers consécutifs sont d'autant à redouter. La canule ne reste pas impunément dans le col de la vessie ou dans l'urètre incisé ; elle augmentera les chances d'une violente inflammation. Il y a plus, c'est que cette canule ne suffit pas pour assurer l'écoulement de l'urine par en bas, si le col n'est pas ouvert largement, et que l'urine dans ce cas semble couler de préférence par la plaie du haut-fond plutôt que par celle de l'angle inférieur de la vessie ; qu'on se rappelle encore que le bas-fond de cet organe plus déclive que l'ouverture du col, servira toujours de réservoir à une certaine quantité d'urine, que la présence de la canule ne saurait empêcher de s'amasser. Que s'en-suivra-t-il ? la contraction inévitable de la vessie, et il est évident alors que, l'urine s'échappant par toutes les ouvertures, passera à la fois par la canule et la plaie supérieure.

Un autre procédé peut être mis en usage ; c'est celui que je crois avoir proposé le premier, au moins en Italie et en France. On ne fait pas l'incision du périnée, et on remplit l'indication de l'écoulement de l'urine, par une sonde de gomme élastique placée dans l'urètre ; ici l'on évite la prolongation d'une opération douloureuse, la multiplicité des incisions ; mais l'inconvénient du passage de l'urine par la plaie supérieure existe toujours ; elle passera même au contraire plus probablement encore par cette voie, car la sonde s'accommodant aux courbures de l'urètre qu'elle parcourt dans toute sa longueur, le trajet de l'urine devient tortueux, sa sortie plus tardive que dans le premier cas.

Lorsque je fis paraître mes réflexions sur le traité de chirurgie de Benjamin Bell, j'étais encore trop jeune pour être frappé de ces inconvéniens que le simple raisonnement devait me faire découvrir. Je ne m'en étonnerai pourtant pas, car depuis moi, des hommes recommandables qui ont traité la même matière, n'en ont pas été plus frappés que moi. L'expérience m'a souvent depuis démontré mon erreur : dans les cas malheureux comme dans ceux qui m'ont réussi, chez les hommes comme chez les femmes, j'ai toujours vu l'urine s'écouler habituellement par la sonde, et passer de temps en temps par la plaie au-dessus du pubis : phénomène qui ne doit pas surprendre, après ce que nous avons dit, et qui reconnaît encore pour cause l'obstruction de la canule.

Quelque précaution qu'on prenne, il peut s'introduire du mucus, du pus, un caillot de sang dans les yeux de la sonde, et alors l'urine s'engagera aussitôt par la seule plaie de l'opération.

Dans cette hypothèse, l'épanchement de l'urine n'est pas un accident certain, mais pourtant très-probable; car l'incision de la vessie ne correspond pas très-exactement à celle de la ligne blanche, celle-ci est toujours plus élevée. Comment pourrait-il en être différemment; la vessie n'est plus soulevée par la sonde à dard, par le volume de la pierre, ni par la présence de l'urine; elle doit donc s'enfoncer dans la cavité du petit bassin, sa résidence habituelle. L'urine, pour sortir par la plaie, remonte ainsi contre son propre poids, et comme elle rencontre entre la vessie et le pubis un tissu cellulaire lâche et abondant, ce liquide doit trouver facilement à y séjourner, surtout dans les premiers momens qui suivent l'opération et avant que l'inflammation consécutive ne donne lieu à une adhésion, comme il arrive souvent; adhésion dont l'effet est de procurer des parois au trajet, et de déterminer un canal non interrompu de communication entre la vessie et la plaie des tégumens et des muscles.

Dans le haut appareil, la situation de la plaie ne permet pas d'espérer que dans un cas de rupture, les fragmens du calcul sortent spontanément, comme il arrive facilement dans les méthodes où le col ou bien le bas-fond de la vessie sont intéressés. Avouons pourtant qu'ici le chirurgien domine toutes les parties, et qu'il est assez difficile qu'il lui échappe quelques fragmens.

Aucune autre méthode ne rapproche autant du péritoine, et malgré l'instrument ingénieux du frère Cosme, il n'est pas sans exemple que des opérateurs distingués aient ouvert cette membrane. Rejetera-t-on cet accident sur le compte de l'imprudence, d'accord ; mais toujours est-il vrai que le péritoine est exposé au contact de l'air, du sang de l'opération, de l'urine qui viendra de la vessie, et il faut toujours finir par convenir qu'ici les chances sont bien autres pour une péritonite que dans toute autre méthode où cette membrane ne peut s'enflammer qu'à la suite de l'inflammation préalable de la vessie, et par contiguïté d'organes.

Je ne tairai pas non plus ce que l'expérience m'a appris, ainsi qu'à bien d'autres, sur ce sujet, depuis la publication de mon ouvrage. Alors je ne voyais aucune difficulté dans l'exécution ; depuis j'ai changé d'avis. Sans parler de celles que le volume ou la forme du calcul peut faire naître, et qui sont plus grandes, il est vrai, dans les autres procédés que dans celui-ci, je vais aborder les difficultés de la méthode en elle-même.

L'épaisseur quelquefois considérable des muscles droits oblige le chirurgien à faire de profondes incisions pour arriver à la vessie. La contraction spasmodique de ces muscles au milieu de l'opération peut aller au point de s'opposer à l'extraction de la pierre. La vessie manque parfois d'ampleur et ne peut être amenée au-dessus du pubis, l'irritation continuelle de la pierre occasionant la contraction de l'organe ; l'opération en devient alors très-laborieuse. Je sais bien qu'on peut parer au premier de ces inconvéniens, en coupant en travers les muscles droits à leur attache au pubis, comme l'a conseillé et exécuté M. Dupuytren; mais ce moyen expose à des dangers d'un autre genre, à l'entrée plus facile de l'air dans la cavité du bassin et aux hernies ventrales consécutives. De tout ce qui précède je conclus que le haut appareil n'offre, sur les méthodes connues jusqu'en 1817, que deux avantages positifs : 1° de pouvoir extraire des calculs de toutes les dimensions, 2° d'éviter la lésion de vaisseaux considérables : avantages qui me semblent bien dépassés par les inconvéniens dont je viens de parler [1].

[1] En 1809, j'ai extrait une pierre que M. Guenazi de Castel Franco, homme déjà avancé en âge, portait depuis vingt-cinq ans dans sa vessie. Le grand volume que cette pierre avait acquis me détermina à opérer par le haut appareil et la sonde à dard. L'opération fut longue et laborieuse; et aucune autre méthode alors connue n'aurait pu procurer l'extraction d'un pareil volume; une sonde de gomme élastique fut laissée à demeure dans l'urètre; et tout fut mis en usage pour prévenir d'abord, puis pour combattre l'inflammation. Il ne survint pas de grands accidens; le malade guérit, et jouit encore d'une bonne santé, malgré son grand âge. On ne put obtenir la cicatrisation de la plaie avant trois mois; dans les premiers jours de l'opération, les urines ne cessèrent de couler incessamment et abondamment par la canule, et pendant le jour, de temps en temps et en petite quantité par la plaie.

GRAND APPAREIL. Cette méthode, presque oubliée dans les écoles, et qui consiste, comme on

En 1812, je pratiquai de nouveau le haut appareil sur une petite fille de douze ans qu'on avait conduite dans ma salle de clinique; cette petite malheureuse était d'une constitution très-affaiblie, avait la fièvre tous les jours; et ses urines étaient d'un aspect purulent. Elle éprouvait dans la vessie d'atroces douleurs, qui se propageaient jusque dans les reins. D'après une situation si triste, la plupart des chirurgiens avaient refusé d'exécuter l'opération; mais, comme l'émaciation, la fièvre, l'urine purulente, et les douleurs étendues aux reins, pouvaient être l'effet de la vive irritation qu'éprouvait la vessie; qu'il n'y avait qu'un moyen de sauver la vie à cette enfant, je me décidai à l'opération, que je fis par le haut appareil, sans autre raison décisive que la préférence que j'accordais alors à cette méthode. L'incision fut très-facile, très-facile aussi l'extraction de la pierre; il n'y eut point de symptôme grave pour le moment.

Les urines coulèrent abondamment par la canule; mais de temps en temps et surtout le jour, elles sortirent par la plaie, laquelle dès le cinquième jour commença à fournir une suppuration d'abord visqueuse, puis de bonne qualité. Le pus coulait spontanément, et en plus grande quantité, lorsque la malade toussait ou faisait d'autres efforts d'expiration. Au troisième jour, des symptômes vermineux s'étaient présentés, et avaient cédé à une préparation mercurielle; néanmoins la fièvre lente ne put être combattue; les urines continuèrent à déposer du pus; l'émaciation fit des progrès, et la malade succomba le vingt et unième jour. L'autopsie démontra que les douleurs de la région rénale n'étaient pas symptomatiques, mais dépendaient d'un engorgement des reins; l'uretère fut

sait, dans l'incision du bulbe et de la partie membraneuse de l'urètre, puis dans la dilatation mé-

trouvé épaissi, et la vessie un tant soit peu; la plaie de l'opération, cicatrisée dans la moitié de son étendue. Mais auprès existait un abcès, occupant l'espace compris entre la partie postérieure de la symphise du pubis et la paroi antérieure de la vessie. L'étendue de cet abcès était bornée en bas par le col de la vessie, latéralement par des adhérences du péritoine avec la face interne des obturateurs internes. La source de cette suppuration que la malade faisait couler chaque fois qu'elle diminuait la capacité du bas-ventre, provenait du fond du dépôt.

En 1816, je pratiquai encore cette opération sur un homme de vingt-cinq ans, à la Clinique. Les symptômes de la pierre remontaient chez lui jusqu'à la plus tendre enfance, et plusieurs chirurgiens l'avaient rencontrée à diverses reprises. Cette circonstance et d'autres encore, me firent penser que le calcul devait être volumineux, et me déterminèrent pour la méthode du haut appareil, d'autant plus volontiers que l'intestin rectum ne s'ouvrait pas au lieu accoutumé, mais au moins à un pouce plus en avant. Ce jeune homme, malgré de longues souffrances, n'était pas fort maigre, et notamment ses muscles du bas-ventre étaient très-prononcés; ce qui n'est pas étonnant, si on fait attention que ces muscles étaient chez lui dans une action continuelle, pour l'expulsion des urines, dont le besoin se faisait sentir à chaque instant, et donnait lieu à de violens efforts. L'opération fut commencée, comme à l'ordinaire, par l'incision des tégumens et de la ligne blanche; il fallut approfondir beaucoup l'incision pour arriver au tissu cellulaire sous-jacent, attendu l'épaisseur extraordinaire des muscles droits en ce point. Cette circonstance

canique du col de la vessie et de la prostate, n'a pour elle que peu d'avantages; les dangers auxquels

rendit aussi plus difficile l'introduction du pouce et de l'index dans la plaie, pour recevoir l'extrémité de la sonde à dard à travers les parois de la vessie. Toutes les difficultés n'étaient pas dues à cette seule cause, mais aussi à la contraction de la vessie sur la pierre; contraction qui gênait la direction qu'on voulait imprimer à la sonde à dard, pour la faire correspondre à la plaie externe. A force de patience, tous les obstacles furent vaincus. La vessie incisée, et soutenue par les moyens ordinaires, les tenettes furent introduites, et la pierre étant chargée ne me sembla pas d'un volume très-grand; je me crus au terme de l'opération. Au moment de l'extraction, les muscles du bas-ventre entrèrent dans une contraction violente, indépendamment de la volonté du malade; l'ouverture en fut tellement resserrée, que malgré tous mes efforts en divers sens, malgré les positions les plus favorables au relâchement des muscles, que je fis prendre au malade, il me fallut renoncer à tirer le calcul. Alors, craignant que ce spasme ne fût pas la cause unique de ce contre-temps, que la forme du calcul n'y fût pour quelque chose, ou qu'il pût y avoir de ma faute dans la manière dont j'avais chargé la pierre, je l'abandonnai pour la saisir d'une autre façon; encore je n'y parvins qu'avec d'énormes difficultés: j'avais peine à écarter les branches des tenettes pour quitter la pierre. Quand elles furent dégagées, le spasme ne cessa pas; il était tel, que l'introduction d'un seul doigt ne pouvait se faire que péniblement, étant étranglé par les bords de la plaie. Il fallut se fatiguer à introduire les branches séparées d'une tenette forceps, saisir de nouveau la pierre, et faire de nouvelles tentatives; elle céda enfin; elle était

elle expose sont immenses. L'incision étant sur la ligne médiane du périnée, on ne risque de blesser

forte, mais non d'un volume à n'avoir pu être extraite par le périnée. Je plaçai une sonde élastique, et m'occupai de prévenir une inflammation terrible, qui me semblait inévitable après une si laborieuse opération. Mais ce fut en vain, je perdis mon malade le cinquième jour. Pendant tout ce temps, les urines coulèrent par la sonde habituellement, et de temps à autre par la plaie, comme dans les cas précédens.

L'ouverture du corps nous fit voir une violente inflammation des parois de la vessie, une péritonite générale, très-forte aux environs de la vessie; assez légère ailleurs. Nous pûmes voir le tissu cellulaire entre le pubis et la vessie, contus, infiltré d'urine, tuméfié et noirâtre.

Ces observations démontrent sans réplique le passage de l'urine par la plaie dans l'homme et dans la femme, malgré sondes et canules, et bien mieux que ne le fait l'observation d'Anthelme rapportée par Chopart, pag. 151 du deuxième volume de son *Traité des maladies des voies urinaires*, et citée par les rédacteurs du *Dictionnaire des Sciences médicales*. Chez la femme qui fait le sujet de cette observation, on avait pratiqué une incision à la partie inférieure de la ligne blanche, pour donner issue à un abcès urineux formé en ce point. Cette ouverture servit pendant un certain temps à l'écoulement de l'urine, malgré la présence continuelle de la sonde dans l'urètre. Mais, comme on voit, dans ce cas, on n'avait pas la certitude que la vessie fût ouverte à l'endroit où elle l'est par la méthode du frère Cosme; l'épanchement de l'urine pouvant s'être porté entre le péritoine et les muscles du bas-ventre; et entre la partie antérieure de la vessie et la face interne du pubis, sortant d'un point quelconque où la vessie n'aurait pas été couverte par le péritoine.

aucun gros vaisseau ; voilà ce qu'elle offre d'avantageux. Mais, sans parler des inconvéniens qui naissent de la complication des instrumens, d'une incision qui s'approche trop du scrotum, et d'une étendue sans utilité, les manœuvres sont trop longues, trop compliquées, pour dilater la prostate et le col ; elles le déchirent souvent : d'où les incontinences, les fistules urinaires ; pourvu toutefois que les malades soient encore assez heureux pour résister à la violente inflammation et à la gangrène qui surviendront. Ajoutez qu'en extrayant les pierres entre les branches du pubis à l'endroit de leur moindre écartement, on aura souvent de la difficulté pour avoir les médiocres, et qu'il faudra renoncer à extraire celles qui présenteront beaucoup de volume.

Appareil latéral. C'est cette méthode qui consiste dans une incision pratiquée latéralement sur la partie membraneuse de l'urètre, du col de la vessie, et de la prostate ; on la nomme *appareil latéral*, ou *grand appareil latéralisé* ; elle a reçu la sanction des écoles, et est adoptée de tous les praticiens modernes. On peut y rapporter les procédés opératoires de frère Jacques, Cheselden, sans doute aussi de Raw, de Pouteau, Ledran, Lecat, frère Cosme, Moreau, Haukins, et de plusieurs autres praticiens vraiment célèbres.

Tous ces auteurs incisaient latéralement les

parties susnommées ; souvent la différence ne consiste chez eux que dans la forme de l'instrument destiné à en faciliter l'exécution ; quelquefois c'est dans la grandeur de l'ouverture, d'autres fois dans la direction plus ou moins rapprochée du rectum ou du pubis, ou dans la forme de l'incision ; ils diffèrent encore en ce que les uns coupent de dehors en dedans, les autres de dedans en dehors, etc. etc........... Sans entrer dans l'examen détaillé de ces procédés divers, pour en signaler le meilleur, je me contenterai d'observer qu'il n'en est aucun qui puisse sauver des inconvéniens attachés à la méthode générale. Quel que soit l'instrument adopté, il est certain qu'il ne parcourra pas la voie la plus courte pour arriver à la vessie ; et de plus, donnez à l'incision telle forme, telle direction qu'il vous plaira, toujours elle tombera dans un espace étroit, limité d'un côté par l'intestin rectum, de l'autre par les vaisseaux honteux, silloné dans son centre par des ramifications de ces vaisseaux, comme l'artère transverse du périnée, etc. De quelque instrument qu'on se serve, l'incision tombera sur un point au niveau duquel les branches du pubis ou de l'ischion ne laissent entre elles qu'un degré médiocre d'écartement, et où par conséquent l'extraction de pierres très-volumineuses deviendrait impossible.

La méthode latérale proprement dite, inventée par Foubert et Thomas, et dans laquelle le périnée et le bas-fonds de la vessie sont attaqués par le côté, ne jouit pas d'abord de l'avantage d'arriver par la voie la plus courte, ni d'éviter la lésion de vaisseaux importans; elle extrait, comme la précédente, le corps étranger, par un endroit où les os du bassin n'ont pas entre eux le plus grand écartement possible. Et sans tenir un grand compte de l'opinion des auteurs qui regardent l'incision du bas-fonds de la vessie comme plus grave que celle du col; sans s'effrayer de la lésion possible d'une vésicule séminale; on ne peut dissimuler que l'opérateur, n'ayant pas le secours du cathéter pour se guider, est exposé à manquer la vessie, et à ce que les injections ou la rétention de l'urine procurée à dessein pour distendre cet organe (afin d'éviter ce contre-temps) ne soit un moyen douloureux, insuffisant même pour atteindre son but, et tout-à-fait propre à exciter de vives souffrances, et le développement d'une cystite.

L'infiltration de l'urine dans le tissu cellulaire du périnée et du rectum ne semble-t-elle pas encore plus à redouter ici, vu la direction de la plaie, qui, lorsque le malade est placé horizontalement, présente l'ouverture externe plus basse que l'interne (3). La canule destinée à parer cet inconvénient, n'en offre pas un moindre par elle-même; c'est un corps étranger laissé dans la vessie et dans la plaie.[1]

Le raisonnement a donc démontré que le grand appareil latéralisé, la meilleure des méthodes

[1] Le petit appareil (mal à propos nommé méthode de Celse, puisque cet élégant écrivain, non-seulement n'en est pas l'auteur, mais l'a décrite si mal, qu'on ne s'entend pas encore sur le sens de son texte) peut aussi être considéré comme un procédé *latéral* pour arriver au bas-fonds de la vessie, sans offenser le col, la prostate, ni l'urètre.

On ne conçoit pas comment des auteurs d'un grand mérite, et notamment le savant Sabatier, dans sa *Médecine opératoire*, ont pu avancer que les parties incisées dans le petit appareil « sont les tégumens, le muscle transversal ou triangulaire de l'urètre, les graisses profondes du périnée, et le « col de la vessie. » Ce col ne doit être incisé que dans des cas fort rares, dans celui où la pierre s'y est engagée et l'a distendu, ou bien par erreur, en oubliant d'observer les préceptes recommandés par Paul d'Egine et Albucasis.

Les principaux inconvéniens du procédé de Foubert et de Thomas, sont donc aussi le partage du petit appareil. Les injections ou la rétention factice de l'urine ne sont pas à la vérité mis en usage, et on ne risque pas de manquer la vessie; mais ailleurs que chez les enfans, cet appareil n'est plus applicable; la compression sur les parois de la vessie d'un corps qui offre des rugosités peut avoir des suites fort graves; et comme on incise sur une pierre dure et inégale à la surface, on conçoit facilement que la totalité des parties peut n'être pas coupée, et qu'il restera des brides que l'instrument n'a pu trancher dans les endroits correspondans aux anfractuosités de la pierre.

connues à la fin de 1817, expose encore à l'hémorrhagie et à la lésion du rectum. Le chirurgien court le risque de ne pouvoir extraire les calculs trop volumineux, et le malade, ceux qui résultent ou du brisement de la pierre ou de la chance d'éprouver les souffrances et les dangers d'une deuxième opération, qui s'ajoutent aux souffrances et aux dangers de la première.

On me répondra, je le sais, qu'en observant bien toutes les règles, en évitant de se trop approcher de la branche du pubis ou du rectum, on pourra épargner les artères et l'intestin, quel que soit le procédé ou l'instrument employé; et je répugnerais d'autant moins à m'appuyer de cette raison, que ma pratique a été des plus heureuses à cet égard (4); et qu'en me servant du lithotome caché du frère Cosme, mon instrument de prédilection, je me suis toujours garanti de ces accidens. Mais sommes-nous toujours infaillibles? Sommes-nous constamment maîtres de nos mouvemens, ou de ceux du malade, pour être assurés de ne pas nous écarter d'une ligne de la direction que nous nous imposons de suivre? La nature n'offre-t-elle jamais d'anomalies? Et l'anatomie ne nous montre-t-elle pas de fréquens écarts dans la situation des vaisseaux?

Si tout cela est vrai, pourquoi donc aller choisir de préférence, pour arriver à la vessie, un chemin long, étroit, semé de parties d'une lésion dangereuse, et faire de si grands efforts pour les éviter, tandis qu'il en existe un plus court, exempt de périls, et qui a encore sur l'autre l'avantage d'extraire les pierres les plus volumineuses, en traversant l'endroit du plus grand écartement des os du petit bassin.

Il faut avouer que ce volume est rarement tel, qu'il oblige à tenter le haut appareil, après avoir exécuté le latéralisé; et, pour mon compte, je n'ai jamais rencontré ce cas malheureux; mais toutes les fois que j'ai eu beaucoup de peine à obtenir l'extraction, et que la pierre s'est brisée, la sortie des fragmens a été pour moi bien laborieuse, et pour mon malade cruellement pénible. D'où il faut conclure qu'en supposant les incisions faciles et promptes, l'extraction est encore hérissée de difficultés, de longueurs et de souffrances; et c'est ce que les plus habiles lithotomistes ont dû souvent éprouver. Leurs ouvrages en font foi, et j'en appelle à tous ceux qui ne craignent pas de publier également les résultats heureux ou malheureux de leur pratique.

La taille recto-vésicale paraît réunir les principaux avantages de toutes les autres, et n'offrir que des inconvéniens moindres.

Nous n'aurons pas besoin de mettre à contribution la plus fine anatomie, pour persuader à nos lecteurs que le point du périnée le plus rapproché de la vessie, est celui correspondant à la partie antérieure du sphincter de l'anus. Il ne faut pas un grand génie pour concevoir qu'en coupant cette partie, puis la paroi correspondante du rectum, la portion membraneuse de l'urètre, et la prostate, au moyen d'une incision qui n'intéresse qu'une médiocre épaisseur de parties molles; on a procuré une large entrée aux doigts, aux tenettes, et une sortie non moins spacieuse à la pierre, en profitant de l'ouverture de l'anus, et de la cavité du rectum. Les plus simples notions d'anatomie suffisent pour être convaincu qu'une incision qui intéresse seulement sur la ligne médiane la partie antérieure de l'anus, la paroi postérieure de l'urètre, le col de la vessie, la prostate et le bas-fonds, ne compromet rien d'important, ni vaisseau, ni autre partie. Il est évident encore que la pierre la plus forte, retirée par l'écartement le plus grand des branches de l'ischion, aura tout le développement nécessaire pour sa sortie; encore, que la direction, la brièveté de la plaie rendront l'infiltration de l'urine impossible, et l'émission des fragmens qui pourraient être demeurés dans la vessie d'une grande facilité (5).

Ce trajet de la plaie, plus court que dans toute autre méthode, permettra au chirurgien d'introduire le doigt fort avant dans la vessie, de s'assurer de la forme, du volume, et de la situation de la pierre, avant que de l'extraire.

Au moyen de cette taille recto-vésicale, on évite donc la lésion des gros vaisseaux du périnée; elle permet, comme le haut appareil, l'extraction des plus grosses concrétions urinaires; et on ne peut lui reprocher de mettre à découvert le péritoine, ni d'exposer à l'ouvrir; du reste l'épanchement des urines n'est pas à craindre.

Ce procédé est bien supérieur à l'appareil latéralisé; car, pour ne parler que de ses avantages les plus marquans, il n'expose pas à l'hémorrhagie, et permet l'extraction des pierres de tous les volumes.

Il est bien supérieur à l'appareil latéral; car on est assuré de pénétrer dans la vessie par la cannelure du cathéter; et par l'autre procédé, on n'est d'ailleurs à couvert ni de l'hémorrhagie ni de l'impossibilité de l'extraction des grosses pierres, par le peu d'écartement des parties osseuses.

Les seules objections qu'on puisse faire à cette méthode sont celles que M. Sanson s'est faites à lui-même. Premièrement, la blessure du rectum à sa partie inférieure, qu'on regarde généralement comme fort grave, et contre le danger de laquelle il s'empresse de prémunir. En second lieu, la communication établie entre la vessie et le rectum, qui rend possible et même probable le passage des matières fécales de celui-ci dans le réceptacle de l'urine, et réciproquement le passage des urines dans le rectum ; d'où l'établissement d'une fistule stercoro-urinaire.

L'auteur répond tout-à-fait victorieusement à la première de ces objections, par des raisons tirées de l'anatomie, de la physiologie, et de l'observation journalière, et fait voir que cette crainte est tout-à-fait illusoire,

1° Parce que le péritoine est trop éloigné de ce point;

2° Parce que la structure de l'intestin, en cet endroit, est différente de ce qu'elle est dans le reste de son étendue;

3° Enfin, parce qu'on voit tous les jours par les opérations de fistules stercorales, que cette lésion n'entraîne absolument aucun danger.

La réfutation de la deuxième objection n'est pas aussi heureuse. (6) Il affirme d'abord :

« 1° Que la situation respective des deux ou-
« vertures est telle, que les matières stercorales,
« pour approcher de la plaie de la vessie, doivent
« arriver en même temps au bord de l'ouverture
« de l'anus ; que, le sphincter étant coupé, elles
« n'ont plus rien qui les retienne, et que par con-
« séquent elles ont plus de tendance à franchir

« l'orifice de l'anus qu'à remonter, contre leur « propre poids, dans la cavité de la vessie;

« 2° Que la direction de ces deux ouvertures « est telle, que la plaie de la vessie vient obli- « quement en avant et en bas vers l'anus, à peu « près comme le canal de l'urètre vient s'ouvrir « dans la vulve chez la femme; d'où il suit que « les matières, pour arriver dans la vessie, se- « raient obligées de suivre un mouvement rétro- « grade que rien ne tend à leur imprimer;

« 3° Que l'instant où les matières fécales ten- « draient à s'introduire dans la vessie est précisé- « ment le moment de l'excrétion où les releveurs « de l'anus, le rectum et la vessie, se contractant « simultanément, celle-ci est moins que jamais « disposée à admettre un corps étranger dans sa « cavité;

« 4° Que dans tous les cas d'excrétion de ma- « tières fécales, la membrane interne du rectum, « plus lâche que les autres, forme une espèce de « bourrelet qui précède les matières à leur sortie « de l'anus.

« Ce bourrelet n'est-il pas suffisant pour boucher « en partie la plaie, et gêner au moins beaucoup « l'introduction des matières dans la vessie?

« 5° Qu'il est assez facile d'opérer de manière « à prolonger l'incision davantage du côté de la « vessie que du côté du rectum; de sorte que

« celui-ci formerait une espèce de valvule qui,
« permettant aux urines de s'écouler, s'opposerait
« presque certainement au passage des matières;

« 6° Qu'en supposant même qu'une petite quan-
« tité de ces matières pénétrât dans la vessie, elles
« seraient bientôt délayées et entraînées par les
« urines, etc. etc. etc. »

Les argumens de M. Sanson sont extrêmement ingénieux, mais malheureusement ses observations, et même celles qu'il a rapportées dans sa thèse, déposent contre sa manière de voir. En effet le malade qu'a opéré M. Dupuytren, a uriné depuis des matières fécales ; il en a été de même chez l'opéré de M. le professeur Géri, à la clinique de l'université de Turin ; chez celui de mon illustre ami le professeur Barbantini, dont il a publié l'histoire ; enfin, dans un autre cas appartenant à un autre professeur, et qui n'est pas encore publié. Ces observations suffisent sinon pour détruire entièrement l'opinion de M. Sanson, au moins pour la rendre très-douteuse. Mais aux faits rapportés on peut ajouter encore beaucoup de raisons qui engagent à penser que le passage des matières fécales dans la vessie doit être très-probable, s'il n'existe pas toujours, en suivant précisément le procédé auquel il paraît donner la préférence.

En admettant que la situation respective des

deux incisions (de la vessie et du rectum) fût telle que les matières, pour s'approcher de la plaie de la vessie dussent en même temps arriver à l'orifice anal, il ne serait pas vrai pour cela, que le sphincter une fois coupé, il n'y aurait plus rien qui les retînt, et qu'elles dussent par conséquent passer plutôt à travers l'anus, que remonter contre leur propre poids jusque dans la cavité de la vessie. Malgré la section du sphincter, les matières ne passeront pas facilement par l'anus, si elles sont dures et volumineuses ; à moins qu'elles n'y aient été poussées à plusieurs reprises par les contractions de l'intestin. Or, si en arrière de ces matières durcies, il en existe de molles qui, poussées par les mêmes efforts, ne puissent y obéir, à cause de l'obstacle que forment les autres plus dures à l'orifice de l'anus ; ces contractions pourront servir à faire remonter jusques dans la vessie, et contre leur propre poids les matières liquides.

Le même raisonnement détruit le deuxième argument. Les fecs tendront à se porter de l'intestin dans la vessie, non-seulement au moment de leur excrétion, quand le releveur de l'anus, le rectum et la vessie se contracteront à la fois, mais aussi quand ces parties seront en repos ; en effet, que le volume et la dureté d'une portion des matières les obligent à s'arrêter au bord de l'anus, tandis que d'autres plus fluides existeront au-dessus ; le mouvement involontaire et péristaltique dont jouit le rectum comme les autres intestins, et auquel est due la circulation des matières dans le tube digestif ; ce mouvement, dis-je, pourra très-bien faire passer encore les plus fluides dans la cavité de la vessie.

Et même pendant cette contraction simultanée, dont il a été déjà parlé, le même effet peut encore être produit ; car rien ne prouve que les parois de la vessie se contractent de manière à effacer sa capacité.

La grandeur du bourrelet dépendant de la plus ou moins grande flaccidité de la membrane interne, il n'est pas dit que la plaie de la vessie en sera constamment bouchée. (7)

Il ne doit pas être toujours facile d'opérer de manière à ce que la paroi antérieure du rectum fasse une valvule qui, sans s'opposer à l'écoulement de l'urine dans le rectum, empêche au moins le passage des fecs dans la vessie ; car le professeur Dupuytren, ni les autres opérateurs distingués, cités antérieurement, n'ont pu éviter ce dernier accident.

Il est vrai aussi que l'introduction des matières stercorales dans la vessie n'est pas un cas aussi grave qu'on pourrait d'abord le croire. En effet, les observations rapportées par MM. Sanson, Barbantini, Géri, prouvent que ce passage ne s'oppose pas à la guérison. Mais de ce que cet accident n'est pas absolument mortel, il ne faudrait pas conclure qu'il fût sans gravité, sans danger même ; car ceux chez qui il a eu lieu, ont éprouvé des symptômes beaucoup plus inquiétans que mes opérés qui ne l'ont jamais présenté.

Cet inconvénient n'est pas inhérent à la méthode générale d'extraire la pierre par le rectum, mais seulement au procédé opératoire préféré par M. Sanson, et qu'ont mis à exécution M. le professeur Dupuytren, et les autres savans praticiens dont j'ai déjà fait mention. On s'y soustrait facilement en incisant l'urètre, la prostate, et le col de la vessie, et respectant son bas-fond. Par ce moyen, la plaie de l'intestin est au moins d'un pouce plus basse que celle du col de la vessie ; les lèvres de cette dernière se trouvant ordinairement en contact, ne s'écarteront que pour le passage de l'urine. En outre, les parois de l'intestin servent d'une véritable valvule qui s'oppose au passage dans la vessie des matières stercorales.

Ces vérités seront appuyées par les observations que nous rapporterons. (8).

Sans parler de toutes ces causes de supériorité, il est certain que le procédé opératoire dont il est question est d'une exécution plus facile, car il est bien plus aisé de rencontrer la cannelure du cathéter à travers l'urètre et la prostate, qu'à travers les parois de la vessie.

Cela fait, l'opération se termine avec la plus grande facilité; et s'il était vrai, comme l'ont pensé de savans chirurgiens, que les blessures du col fussent moins dangereuses que celles du bas-fond de la vessie, ce serait encore une raison de plus en ma faveur.

Il me semble que l'incision du col, préférablement à celle du bas-fond, aura encore pour effet d'abréger la guérison, en éloignant la crainte d'une fistule : et bien que les plaies de ce bas-fond puissent certainement guérir sans en laisser (ce que l'observation a mis hors de doute), pourtant à circonstances égales, elles guériront plus lentement, parce que dans ce cas l'écoulement de l'urine par la plaie est continuel, et que dans l'autre, il n'a lieu que par intervalle, lorsque la vessie se vide.

L'observation vient encore à l'appui de ce que j'avance, puisque j'ai toujours obtenu des guérisons plus promptes que les autres.

Malgré tout, je ne crois pas qu'on doive poser en principe de limiter l'incision toujours au col et à la prostate; le volume d'une pierre peut obliger à prolonger l'incision jusque dans le bas-fond de la vessie. Car, le chirurgien qui veut forcer un très-gros calcul à passer par une plaie de quelques lignes faite au col de la vessie, se crée de grandes difficultés, cause de grandes souffrances au malade, et l'expose à l'inflammation de la vessie, et par suite à l'incontinence d'urine. Aggrandir la plaie dans ce seul cas, me paraît d'une haute prudence, car on le peut faire sans craindre d'hémorrhagie, en courant seulement les chances du passage des matières fécales dans la vessie ; chances bien moins désavantageuses que celles de l'excessive dilatation, ou de la déchirure des lèvres de la plaie.

En modifiant le procédé opératoire, on peut donc éviter le passage des matières stercorales dans la vessie ; mais on n'obtiendra pas, surtout dans les premiers jours, que les urines ne se rendent pas dans le rectum, ce qui aura lieu jusqu'à la cicatrisation de la plaie par où elles s'écoulent. Ceci, au reste, est assez indifférent ; car rendre les urines par le périnée ou le rectum, c'est la même chose pour le malade.

On n'est point ici fondé à craindre une fistule urinaire par le rectum, aussi incommode qu'elles le sont pour l'ordinaire. Il n'y a pas en effet de raison pour croire que les plaies ou les blessures qui ont lieu sur le côté de la portion membraneuse de l'urètre, du col de la vessie et de la prostate, puissent devenir plus difficilement fistuleuses que celles de la partie moyenne et inférieure de ces mêmes organes ; et si dans l'espèce, on ne veut encore s'en rapporter qu'à l'expérience, mes observations mettront la question hors de doute.

Comme nous verrons, un seul enfant est demeuré avec une fistule, de laquelle il s'écoule par fois quelques gouttelettes d'urine, et seulement quand l'enfant vide la vessie par l'urètre. Il est possible qu'un peu de négligence dans les pansemens soit la cause de cette petite *fistulette*, qui, selon les apparences, finira promptement; et si cela n'arrivait pas, voici ce qu'on pourrait dire: c'est que la taille recto-vésicale expose à un inconvénient qui lui est commun avec les meilleures méthodes connues, d'exposer, *dans quelques cas rares*, les malades à la fistule urinaire.

DESCRIPTION DU PROCÉDÉ OPÉRATOIRE.

Les instrumens nécessaires pour faire cette opération se réduisent à un cathéter cannelé ordinaire, un bistouri droit, des tenettes, et, pour quelques cas, un bistouri droit et long, étroit, et boutonné à la pointe.

Le malade, étant situé comme pour l'appareil latéral, maintenu par des liens comme dans cette opération, on introduit le cathéter dans la vessie, et on le confie à un aide qui aura soin de le tenir ferme et perpendiculairement au pubis, sans l'incliner ni à droite ni à gauche; de façon que la ligne moyenne de la cannelure, c'est-à-dire sa partie la plus profonde, corresponde à la ligne médiane de l'urètre, et au raphé. Alors l'opérateur prend le bistouri de la main droite, comme pour couper de dedans au dehors, le tranchant de la lame dirigé en haut, l'index et le pouce, saisissant l'instrument au point de réunion du manche et de la lame, de manière à les maintenir tous deux à la fois. Les choses ainsi disposées, le chirurgien enduit d'un corps gras l'indicateur de la main gauche, et en applique la face palmaire sur un des côtés de la lame du bistouri, assez fortement pour que le tranchant soit un peu caché dans la pulpe du doigt, et fasse, pour ainsi dire, corps avec lui, en sorte qu'il soit possible d'introduire les deux ensemble dans le rectum sans le blesser : puis il procède à cette introduction, la face dorsale du doigt tournée vers le sacrum, sa face palmaire vers la symphise du pubis, et pénètre ainsi de dix à douze lignes; puis repoussant du même doigt la paroi postérieure de l'intestin dans le sens du sacrum, pour laisser un jeu facile à l'instrument, il fait éprouver un changement de direction à la lame, au moyen de la main droite. Dans ce changement, le dos du bistouri doit appuyer sur la pulpe de l'indicateur; son tranchant regarde la partie antérieure du rectum, et est dirigé selon le raphé. En ce moment l'indicateur qui avait été porté en arrière se reporte en avant, en appuyant sur le dos du bistouri; plonge le tranchant et la pointe de celui-ci dans la paroi antérieure de l'intestin (9), tandis que la main droite, en le retirant, achève la section de la paroi antérieure du rectum, du tissu cellulaire placé entre lui et l'urètre, et du sphincter externe ; cette incision ne doit pas s'étendre au delà de huit à neuf lignes sur le périnée. Cela fait (un instant suffit), l'opérateur abandonne de l'indicateur gauche le dos du bistouri, tourne la face dorsale de ce doigt à gauche, le bord cubital en haut ; puis, d'un effort presque insensible de ce doigt, change la direction du bistouri, tenu par la main droite, sans le quitter ni se faire aider de personne ; il retourne le tranchant en bas, c'est-à-dire du côté opposé à celui où il était auparavant.

Ces mouvemens très-faciles et très-prompts étant exécutés, l'index et le pouce de la main droite ayant pris aussi une position convenable à la nouvelle direction du bistouri, le chirurgien introduit l'indicateur gauche dans la plaie du sphincter, et cherche de l'ongle (qu'on doit toujours avoir long quand on pratique cette opération) la cannelure du cathéter, à travers les parois de l'urètre. La cannelure rencontrée, il fait suivre au bistouri, tenu comme nous l'avons dit, l'ongle de l'indicateur gauche ; incise l'urètre, et arrive avec cet ongle et le bistouri dans la cannelure du cathéter, tenu fixe par un aide, dans la situation décrite au commencement. Alors il guide par ce moyen son instrument jusque dans la vessie, et incise le col et la prostate, dans une plus ou moins grande étendue, selon la grandeur et la forme qu'il suppose à la pierre ; et comme ici nous sommes fort exposés à nous tromper, je conseillerais de tenir la plaie plutôt petite que grande, ayant toute facilité pour l'agrandir. On profite ensuite de cette incision, pour pénétrer jusque dans la vessie ; et ici le cathéter, devenu inutile, doit être retiré. Avec le secours du doigt, on juge alors de la grandeur de la plaie, de ce qu'il y aurait de mieux à faire pour le volume et la forme du calcul ; on décide si l'on conservera la plaie telle qu'elle est, ou si on l'agrandira. Croit-on nécessaire de le faire, le premier bistouri, conduit avec le doigt, sera suffisant ; ou bien, comme la pointe pourrait causer de l'inquiétude au chirurgien, et l'exposer au danger ou de se piquer ou de piquer la vessie, s'il n'est pas parfaitement confiant dans la sûreté de sa main, on se sert de bistouri boutonné, au moyen duquel on ne craint plus rien. On introduit les tenettes en suivant le doigt ; car tous les guides imaginés pour cela, tous les gorgerets divers, sont des instrumens parfaitement inutiles, qui n'ont d'autre avantage que de rendre l'opération un peu plus longue, un peu plus compliquée, nullement plus sûre ; et ce que je dis est une observation applicable à toutes les méthodes. Arrivés au point où nous en sommes, je crois inutile de rappeler les règles de conduite que doit suivre l'opérateur pour charger et extraire la pierre.

Je me croirais encore dispensé d'entrer dans les détails du traitement, si je ne savais que malheureusement un grand nombre de chirurgiens, en Italie, ont encore la fâcheuse manie d'appliquer des appareils et des onguens sur les plaies de la taille. Cet abus serait tout aussi dangereux ici que dans les autres méthodes. Mais ce ne sont pas là de ces prejugés invétérés qui puissent fasciner nos yeux et nous dérober la vue de la raison; qui ne voit que la charpie mise dans la plaie causera d'abord une douleur bien inutile par son introduction, puis irritera par son séjour des parties très-sensibles, et déjà trop disposées à l'inflammation? Un tel résultat sera dû non-seulement à une irritation mécanique, mais encore aux qualités stimulantes qu'acquerra l'urine en se corrompant dans les pièces de l'appareil; et sans tenir compte de ce qui précède, la présence de la charpie, en tenant écartés les bords d'une plaie qu'on devrait au contraire tenir en contact, ne s'oppose-t-elle pas à la promptitude et à la facilité de la cicatrisation? Je me crois dispensé de fournir des faits à l'appui de ces raisonnemens; mais enfin si l'on voulait aussi consulter l'expérience là-dessus, on verrait que les malades qu'on a pris bien soin de couvrir d'onguent, ont toujours guéri plus tard que les autres. Je demanderai à ces chirurgiens qui ont tant à cœur les pansemens, s'il leur est arrivé souvent de guérir leurs malades en six ou sept jours, comme la pratique de certains chirurgiens, et la mienne, en offrent des exemples; s'ils n'ont pas attendu au moins vingt-cinq jours, et souvent même plus d'un mois le terme du rétablissement.

Je désapprouve donc toute espèce de pansement après la taille; et même aussi celui que propose M. Sanson (10), et qui consiste à introduire quelques brins de charpie entre les lèvres de la plaie du sphincter, de peur qu'elle ne se cicatrise avant les autres parties, et qu'il n'en résulte un obstacle au passage des matières fluides qui, étant retenues, pourraient remonter dans la vessie.

Un si simple pansement ne peut faire courir de grands risques, parce qu'il ne porte que sur un point, et le moins important de la surface incisée; mais il est tout-à-fait inutile; car l'expérience m'a démontré que la cicatrisation de cet endroit se fait en dernier, sans qu'on mette rien en usage pour l'obtenir. Tous les soins chirurgicaux consécutifs se réduisent à ceux de propreté, en lavant plusieurs fois par jour avec de l'eau tiède et l'anus et la plaie du périnée, qui sera souvent souillée ou irritée par les matières fécales, et par l'urine.

Ici donc cessent les fonctions du chirurgien, et commencent celles du médecin. Celui-ci doit d'abord mettre en usage tout ce que l'art peut lui suggérer pour combattre la vive douleur, inévitable dans une plaie faite au milieu de parties fort sensibles, et irritée par l'introduction du doigt, des tenettes, et par le passage d'une pierre d'un grand volume, ou hérissée de rugosités.

Aucun médicament ne peut mieux satisfaire à cette indication que l'opium, dont la vraie manière d'agir est encore ignorée, comme celle de presque tous les autres agens pharmaceutiques, selon l'avis d'un grand nombre de savans : cette substance, administrée à dose variée, selon les cas, donne souvent la satisfaction de voir se calmer la douleur en fort peu de temps.

Mais ce moyen n'est pas le seul à mettre en usage; les boissons aqueuses abondantes, les mucilagineuses, l'eau de bonne qualité, s'il en existe dans l'endroit, doivent être employées pour délayer les urines, et diminuer leur propriété irritante. Les sangsues à l'anus sont aussi un moyen précieux; mais surtout chez les personnes fortes et pléthoriques, les saignées générales et copieuses : car la perte de sang est presque nulle avec ce mode d'opérer, et il est fort nécessaire d'en diminuer la masse sur des sujets qui présentent une disposition si grande à une inflammation consécutive plus ou moins prompte.

La même raison nous oblige à une diète extrêmement sévère, jusqu'à ce que le danger de l'inflammation soit passé. De nouvelles saignées, de nouvelles sangsues à l'anus, au pubis, pourront devenir nécessaires, si elle se développe avec force, malgré les précautions prises dès les premiers momens. Les fomentations émollientes tièdes sur le ventre, les bains généraux, pourront convenir si l'abdomen devient douloureux; et on ne doit pas négliger de tenir le ventre libre, au moyen de doux purgatifs huileux.

En un mot, il faut prévenir l'inflammation, ou au moins tendre à l'obtenir la plus légère possible; la combattre si elle se montre trop violente.

Ce danger passé, et la suppuration établie dans la plaie, il est nécessaire de toucher celle-ci avec la pierre infernale, dans tous les points de l'incision du rectum, et dans cette portion qui correspond au périnée; chose qu'on fait avec une grande facilité, en écartant un peu l'anus, et y introduisant le porte-pierre, de manière à ne toucher que la portion de la paroi antérieure où existe la plaie.

Cette pratique accélère merveilleusement la cicatrisation ; et le seul de mes opérés qui n'ait pas promptement guéri, est un enfant chez qui la pierre n'a pas été appliquée dès le principe; par la raison que, forcé de laisser mon service pour quelque temps, je chargeai de suivre le traitement un jeune chirurgien qui eût cru imprudent d'employer trop tôt ce moyen [1].

Les raisons qui m'ont fait adopter la taille recto-vésicale chez l'homme, sont les mêmes qui m'engagent à adopter la vagino-vésicale chez les femmes.

Ce n'est en effet que par cette méthode qu'on évite la lésion de l'artère honteuse, qu'on a la certitude d'extraire les pierres les plus grosses, sans rencontrer d'obstacle dans les os du bassin, et qu'on peut espérer d'éviter ou l'incontinence d'urine ou son épanchement. En effet, la dilatation graduelle de l'urètre et du col de la vessie, à part la longueur du procédé, est, en derniere analyse,

[1] Il est très-facile de toucher la plaie seule avec la pierre sans offenser la partie saine de l'intestin ; cela se fait au moyen d'une canule de bois qui présente à une extrémité un cul-de-sac de douze lignes de long et d'une ligne de large; on y cache un morceau de nitrate d'argent qui sera ainsi recouvert par la paroi de cette canule, excepté l'espace d'une ligne de large, et d'un pouce de longueur. Cette canule ainsi disposée est introduite dans l'intestin, en ayant soin de faire correspondre à la plaie la point où la pierre est à nu.

plus douloureuse que l'incision des mêmes parties; elle amène presque infailliblement l'incontinence d'urine, et ne permet que l'extraction des pierres d'un médiocre volume, à cause de l'obstacle que formeraient à de très-grosses les branches du pubis.

L'incision latérale de l'urètre entre ces branches et le vagin, expose à ouvrir l'artère honteuse, à l'impossibilité d'extraire les pierres volumineuses, par la raison précédemment donnée, et laisse souvent une incontinence d'urine. La double incision de l'urètre n'évite que rarement cette incontinence, et pas du tout l'impossibité d'extraire les gros calculs, qui ne dépend que de l'obstacle des parties osseuses.

En suivant le procédé enseigné et exécuté par mon maître et mon ami, l'illustre professeur Dubois, on évite sans doute la lésion du vagin et des artères; mais les pierres un peu fortes ne sont pas extraites sans de grandes difficultés, par la raison connue; et on n'est pas plus à l'abri des incontinences d'urine, que dans les deux autres procédés.

Le haut appareil, qui jouit de tous les avantages que n'ont pas ceux-ci, a d'ailleurs tous les grands inconvéniens attachés à cette méthode, et dont nous avons parlé ailleurs.

La taille vagino-vésicale ne doit pas, comme chez les hommes, intéresser une portion de l'urètre, le col de la vessie, et respecter le bas-fonds de ce dernier organe; car, ce qu'on fait chez l'homme pour élargir les voies au passage des tenettes, du doigt et de la pierre, laisserait chez les femmes l'incontinence d'urine, que nous avons reprochée aux autres méthodes. D'ailleurs, l'incision du bas-fonds ne donne pas ici lieu de craindre, comme dans l'autre sexe, le passage des matières fécales dans la vessie.

Les observations que j'ai recueillies sur cette matière m'assurent aussi qu'on ne doit pas redouter de fistule urinaire.

Ici mon expérience propre ne m'a rien fourni. La pierre est une maladie assez rare chez les femmes; et depuis que j'ai entendu parler de cette nouvelle manière de les opérer, je n'ai pu en rencontrer qu'une seule qui en fût affectée. Une circonstance particulière m'a empêché d'y appliquer le procédé vagino-vésical. Cette femme était enceinte; et comme l'opération était chez elle impérieusement indiquée, je ne voulus pas me risquer à ouvrir la vessie dans le vagin, craignant que le sang et les lochies ne passassent dans la vessie, si l'avortement eût été la suite de l'opération. Je préférai, pour cette raison, la méthode de Dubois.

OBSERVATIONS

De tailles exécutées par le professeur Vacca, à sa clinique, en 1820, rédigées par plusieurs élèves de la clinique chirurgicale de l'université.

Première observation.

Sébastien Castellaci, de Livourne, âgé de soixante et dix ans, originairement doué d'une bonne constitution, mais depuis, affaibli et maigri par de longues souffrances, commença il y a vingt-quatre ans à éprouver quelque gêne et singulièrement un sentiment d'ardeur à la prostate, en rendant ses urines. Ces incommodités l'obligèrent à appeler un chirurgien, qui, l'ayant sondé, rencontra un léger rétrécissement de l'urètre au voisinage du col de la vessie, et lui conseilla l'usage des bougies de gomme élastique; en effet, dans la suite, Castellaci retira un soulagement manifeste de ce moyen, toutes les fois que son incommodité se faisant sentir d'avantage, l'obligeait à y recourir. Fort long-temps après (plusieurs années), il put s'apercevoir que son urine déposait un sédiment terreux; et, en redoublant d'attention, il trouva à différentes fois, dans ce sédiment, un grand nombre de petits calculs.

En décembre 1819, les douleurs augmentèrent, et il fut forcé de consulter son chirurgien, qui, après quelques tentatives, introduisit dans la vessie un cathéter, au moyen duquel il constata l'existence d'une pierre dans sa cavité. Au mois de février suivant, ce malade, convaincu que l'opération chirurgicale seule pouvait le délivrer de ses maux, résolut de venir à notre hôpital, où il fut reçu à la clinique de M. le professeur Vacca, le 2 février au matin.

L'examen auquel le soumit le professeur, dans la matinée du 3, fit connaître que le malade ne pouvait uriner à plein canal; que le jet de ses urines, au contraire, était bifurqué; qu'il éprouvait de temps à autre des douleurs à la vessie et aux reins, avec un sentiment de cuisson à l'orifice de l'urètre. On apprit encore que l'exercice en voiture avivait les douleurs, et avait pour résultat d'augmenter la sécrétion du mucus qu'on rencontrait constamment dans le dépôt des urines.

Tous les signes rationnels de l'existence d'une pierre dans la vessie étaient donc réunis; mais notre professeur ne pouvait se déterminer à l'opération sans avoir démontré sa présence par le cathétérisme. Le rétrécissement de l'urètre, au voisinage de la prostate, ne permit pas d'arriver à un cathéter ordinaire; il fallut prendre une sonde d'un petit diamètre, au moyen de laquelle on reconnut évidemment ce calcul, qui n'était encore, pour ainsi dire, que soupçonné. L'introduction d'un doigt dans le rectum servit encore à confirmer le diagnostic.

On dut d'abord s'occuper de vaincre le rétrécissement qui s'opposait à l'entrée des sondes de calibre, et on y procéda par les bougies élastiques. Mais il fallut en suspendre l'usage, qui devint insupportable au malade, et lui donner deux grains d'extrait muqueux d'opium, afin de calmer les douleurs qu'il avait éprouvées de ces manœuvres. Le jour suivant, on prescrivit un demi-bain, dont on profita pour introduire une nouvelle sonde de gomme élastique, de moyenne grosseur. L'opium fut donné le soir comme à l'ordinaire. Le 5 février se passa bien; le matin du 6 on administra un purgatif avec la crême de tartre, conformément à la pratique de notre école, quand on se dispose à exécuter une grande opération (11); et on observera que la nuit suivante fut assez agitée pour le malade, qui souffrait des douleurs aiguës dans le bas - ventre, occasionées probablement par les purgatifs, et la présence de la sonde dans l'urètre.

Le matin du 7, après le lavement accoutumé pour nettoyer l'intestin des matières stercorales, on pratiqua l'opération par la voie du rectum. Elle fut facile, mais l'extraction de la pierre fut longue, difficile et pénible [1]. Sa forme était celle d'un long cylindre dont les deux extrémités étaient tournées vers les ischions.

[1] On verra bientôt pourquoi.

Ni le doigt, ni le bouton, ni la curette, ne purent réussir à changer cette direction, qui rendait inutiles, pénibles et dangereux, tous les efforts pour l'extraction.

Le professeur se décida alors à rompre le calcul, qui fut réduit en trois morceaux, chacun desquels fut extrait après l'autre. La pierre était rugueuse, mais d'une médiocre dureté; sur un point de la surface d'un des fragmens on voyait incrustés des débris de membrane et de filamens mous, qui firent penser que le calcul avait adhéré à la vessie. Immédiatement après l'opération, on fit d'abondantes injections d'eau tiède, pour entraîner les débris de fragmens qui pouvaient être restés.

Aussitôt que le malade eut été placé dans son lit, comme il n'avait perdu qu'une très-petite quantité de sang, on lui appliqua douze sangsues; quatre au pubis; huit au périnée; on prescrivit vingt gouttes de laudanum, des fomentations émollientes sur la région hypogastrique, une diète sévère, et d'abondantes boissons aqueuses. Sous l'influence de cette médication, les douleurs furent bientôt calmées. Le soir se passa doucement; il y avait une légère douleur au pubis; la fièvre parut, mais modérée; les urines coulèrent en grande partie par la plaie, très-peu par l'urètre; *elles n'étaient pas mêlées de matières stercorales.*

Le 8 au matin, la fièvre était la même; la douleur du pubis un peu augmentée : de plus, en cet endroit on pouvait remarquer une légère tension; l'urine comme à l'ordinaire. (Mêmes *boissons, fomentations*, diète).

Le 9, la fièvre fut plus sensible; la tuméfaction et la douleur furent les mêmes que le jour précédent; la langue se sécha, et le visage parut très-abattu. Dans la nuit, la douleur et la tuméfaction du pubis s'accrurent; il y eut deux selles liquides.

Le 10, notre maître trouva la tuméfaction du pubis augmentée; le malade se plaignait d'une douleur qui s'étendait depuis la région hypogastrique jusqu'à la fosse iliaque gauche; le pouls était petit et fréquent; les facultés intellectuelles commencèrent à s'altérer. De nouvelles sangsues furent prescrites vis-à-vis la fosse iliaque et au périnée. Dans la même matinée, le malade eut une selle qui ne procura pas de soulagement; au contraire, tous les symptômes s'exaspérèrent et menacèrent d'une mort prochaine. Il coula quelque peu d'urine trouble par l'urètre, mais *sans mélange de matières fécales*. Pendant le jour suivant tous les mauvais signes s'aggravèrent, et le soir, à six heures, le malade cessa de vivre.

Autopsie cadavérique.

La cavité du ventre étant ouverte, on y remarqua un léger épanchement de sérosité, et le péritoine enflammé à la distance de quatre doigts du haut fond de la vessie. L'iléon et le colon gauche adhéraient au péritoine dans un point où se voyaient aussi des traces légères d'inflammation. Le rein droit était sain, et le gauche manifestement enflammé; le tissu cellulaire entre la vessie et le pubis engorgé et infiltré de sérosité puriforme. Le haut fond de la vessie étant ouvert, on en trouva les parois très-épaissies, et une matière purulente entre la membrane musculaire et le péritoine; la membrane interne était gangrenée, et quelques brides existaient dans sa partie latérale gauche, auxquelles adhéraient encore de très-petits fragmens de pierre: il paraît que c'était là le point d'adhérence. La plaie de l'opération offrait un aspect gangreneux. Le foie était très-volumineux, et occupait une grande partie de l'hypochondre gauche. Les autres viscères ne présentèrent rien de remarquable.

D. Placido Martini.

Deuxième observation.

Le 3 mai 1820, au matin, à l'heure où le professeur Vacca fait ses leçons de clinique à l'hôpital royal de Pise, on amena un jeune enfant de cinq ans, très-fort et très-vif, nommé Michel Micheletti, de

Lucques, fils d'un villageois. Son père, qui l'accompagnait, décrivit les incommodités que celui-ci éprouvait depuis environ trois ans, et qui firent conjecturer qu'il existait une pierre dans la vessie. Mais, comme on sait, les signes rationnels de la pierre étant sujets à erreur, le professeur recourut à la sonde pour lever tous les doutes; il en introduisit une petite en acier, et lui fit exécuter quelques mouvemens, qui lui attestèrent de ce qu'il cherchait. L'opération (12) fut décidée pour le lendemain, à cause des circonstances favorables, et de l'absence de toute complication. En conséquence, le petit malade fut mis à la diète, et prit une demi-once de crême de tartre, qui lui procura quelques évacuations.

Le 4 mai, à sept heures du matin, on donna un lavement pour vider complétement le rectum; et son effet ayant été de procurer une forte évacuation, notre maître commença immédiatement après son opération, par le procédé décrit. L'incision et l'extraction de la pierre furent faites promptement et facilement. Néanmoins on fit aussitôt après appliquer quatre sangsues à l'anus, et donner quatre gouttes de laudanum dans un peu d'eau; le tout dans l'intention de diminuer la masse du sang, de calmer la douleur, et de tâcher de rendre l'inflammation conséeutive moins grave : telle est la pratique de notre professeur. Une diète sévère, des boissons abondantes, furent prescrites ; et quelques brins de charpie appliqués entre les lèvres de la plaie du sphincter ; mais peu d'heures après on les supprima, parce qu'elles gênaient le malade, et qu'ils étaient entraînés à chaque instant par les urines. A deux heures après-midi, le pouls devint un peu fréquent et fébrile ; vers les quatre heures, l'enfant accusa une douleur qui le prenait de temps en temps dans la région hypogastrique : le bas-ventre était légèrement météorisé. On appliqua aussitôt quatre autres sangsues, et on fit des fomentations continues et chaudes d'eau de mauve sur le bas-ventre. Sous l'emploi de ces moyens, la douleur cessa, ainsi que le météorisme. Cependant les urines s'écoulaient en quantité, et totalement par la plaie ; la chaleur fébrile diminua ainsi que la fréquence du pouls. Deux cuillers de semoule, et l'eau pure qu'il but abondamment, formèrent la nourriture du petit malade, qui passa toute sa nuit dans un profond et tranquille sommeil.

Le matin du 5, le professeur trouva l'enfant dans le meilleur état, sans fièvre, sans douleur, sans météorisme. Le même régime fut continué pour les alimens et les boissons ; vers une heure de l'après-midi, la fièvre revint un peu plus forte que le jour précédent ; le météorisme reparut ; il survint deux selles liquides et jaunâtres. Les urines continuèrent à couler en abondance, et seulement par la plaie (*peu de nourriture, comme à l'ordinaire, breuvage copieux*); la nuit se passa bien.

Le 6 au matin, l'état apyrétique est presque complet; le petit malade a faim : on lui accorde un peu plus de semoule. Une fièvre légère se montre à deux heures après-midi, mais sans météorisme, sans douleur au bas-ventre. Les urines continuent à couler abondamment par la plaie. Dans la nuit, rien de particulier.

Le 7, fièvre plus forte, mais ventre mou et sans douleur dans tous les points, même à l'hypogastre; langue humide, et non couverte d'enduit muqueux. (*On ne change rien aux prescriptions.*) Dans la nuit, deux selles liquides et jaunâtres parmi lesquelles un assez long ver (*ascaride lombricoïde*).

Le 8 au matin, le chirurgien trouva son opéré dans un état de tranquillité complet; le pouls à peine fréquent, le ventre sans météorisation, et indolent, même sous la pression de la main; la plaie, vermeille, dans le meilleur état; les urines s'en écoulaient comme à l'ordinaire; tout enfin promettait l'issue la plus heureuse; mais l'enfant s'étant plaint de prurit au nez, on craignit encore une affection vermineuse, d'autant plus qu'il avait rendu un autre ver dans la nuit; on lui fit prendre trois grains de calomélas.

La fièvre revint insensiblement à l'heure accoutumée, mais plus faible : il y eut plusieurs évacuations stercorales liquides dans le jour ; l'appétit augmenta ; la nourriture fut aussi augmentée ; c'était toujours la semoule. La personne qui le gardait annonça qu'elle avait vu couler quatre à cinq gouttes d'urine par la verge. Bonne nuit.

Le 9 au matin, même état que la veille ; il y avait eu une nouvelle évacuation avec un ver ; (*nouvelle dose de calomélas.*) Dans le jour, évacuation du corps, et d'un quatrième ver ; (*encore trois grains de calomélas*) : à quatre heures retour de la fièvre, qui, bien que très-légère, s'accompagna d'un peu de météorisme, mais point de douleur ; ce dernier symptôme cessa tout-à-fait dès ce moment. Ce fut à cette époque que le petit malade commença à se plaindre d'un grand frisson quand les urines passaient par la plaie. Ce jour même le professeur Vacca quitta la Toscane ; et voici ce que j'ai continué à observer sur l'enfant laissé à mes soins.

Le météorisme indolent continua à se montrer, mais seulement avec la fièvre : le matin il n'existait pas ; la langue se maintint toujours en bon état ; la fièvre déjà très-légère continua à diminuer encore jusqu'au onzième jour ; le douzième, 16 mai, après un petit effort pour aller à la selle, l'enfant sentit du prurit à la verge, et rendit par cet endroit quelques gouttes d'urine limpide ; néanmoins celle-ci continua à passer en très-grande partie par la plaie ; seulement il en sortait quelques gouttes par la verge pendant l'excrétion des matières fécales ; on ne cessa pas de laver tous les jours, et avec une éponge fine, le périnée, la plaie, et l'anus.

La tuméfaction des lèvres de la plaie extérieure étant tombée, celle-ci parut diminuée d'un tiers de son étendue, et marcha à la cicatrisation ; les susdites lèvres paraissant un peu languissantes, la pierre infernale fut passée dessus avec légèreté.

Ces apparences flatteuses permirent d'ajouter à la semoule, déjà en assez forte dose, un peu d'autre nourriture ; la demi-portion fut accordée, et peu après la portion entière.

Les urines continuèrent à passer, par la plaie abondamment, et par la verge peu à peu davantage ; cela arrivait particulièrement dans le temps que le petit malade allait à la selle. Les urines rendues par la verge furent recueillies dans un vaisseau de verre, et trouvées toujours limpides. Ayant passé plusieurs fois la pierre infernale sur la plaie extérieure, je commençai à laisser le malade se promener dans la chambre le 26 mai, vingt-deuxième jour de l'opération. Il resta à notre hôpital jusqu'au 20 juin. Au moment qu'il partit, l'urine coulait encore en partie par la plaie, et seulement pendant l'excrétion (13), mais en très-petite quantité et toujours limpide. Depuis cette époque, nous avons appris que son état n'a point changé.

D. Orlandi.

P. S. Le professeur, convaincu que la fistule est due à ce que je n'ai point osé toucher assez tôt ni assez fortement avec la pierre la plaie de l'intestin, a fait revenir l'enfant à la clinique au mois d'avril, et en recomence sur lui l'application ; et aujourd'hui, 24 de ce mois d'avril, il y a espoir fondé de voir la guérison complète sous très peu de temps ; car il ne sort plus que cinq à six gouttes d'urine par la plaie, dans le temps qu'il s'en écoule plusieurs onces par l'urètre.

Troisième observation.

Jean Zanelli de S. Torenzio, villageois, âgé de trente huit ans, d'une constitution en apparence cachectique, se présenta à notre hôpital à Pise, le 15 juillet 1820. En exposant ce qu'il avait souffert, il raporta tous les signes rationnels d'un calcul dans la vessie: savoir, vives douleurs à l'hypogastre, s'étendant jusque au gland et, s'exaspérant encore, soit après l'émission des urines, soit par la marche, soit, surtout par les secousses de la charrette. Dans ce dernier cas, il éprouvait souvent l'envie de rendre ses urines et celles-ci-

sortaient muqueuses et sanguinolentes ; le malade assurait en outre que, lorsque ses urines coulaient à plein canal, il était souvent arrivé qu'elles s'arrêtaient tout à coup, comme si un corps étranger eût bouché l'urètre, et qu'elles reprenaient leur cours, lorsqu'il avait changé de posture pour les rendre.

Les questions qui lui furent adressées apprirent que son mal remontait à la fin de mars 1818, où il avait commencé à souffrir dans le rein droit, d'abord très-légèrement, puis de plus en plus, jusqu'à la fin du quinzième jour ; que, dans cet espace de temps, il avait eu une légère hématurie, avec des symptômes de fièvre inflammatoire dont il avait été guéri selon les règles de l'art par un medecin ; que le seizième jour la douleur du rein avait commencé à diminuer, et que presque en même temps il avait ressenti des douleurs à la vessie avec prurit au gland, etc. Tout cela laissait fort peu de doute sur l'existence d'une pierre. Le malade fut sondé, et de suite la pierre fut sentie.

Assuré de la nature du mal, le professeur ne se décida pas sur-le-champ pour l'opération, se fondant sur l'état de la vessie, qui la contre indiquait pour le moment.

En effet les douleurs s'étaient grandement exasperées dans un voyage de cinquante milles sur une très-dure charrette; la fièvre était survenue; les urines étaient horriblement chargées de mucosités et de sang; les mucosités mêmes paraissaient purulentes, et les douleurs ne se bornaient pas à la vessie, elles s'étendaient jusqu'au rein. Le professeur crut devoir combattre toute cette complication due aux fatigues du voyage, avant de procéder à l'opération. Il prescrivit en conséquence le repos parfait du lit, une diète sévère, un bain tiède matin et soir, la limonade en abondance, les fomentations émollientes sur le bas-ventre, et enfin un calmant composé de laudanum dans l'eau de citron simple; on n'osa pas recourir à la saignée, à cause du mauvais état des forces. Ces moyens non seulement échouèrent complètement pendant quatre jours, mais au cinquième il survint une dyssenterie qui donnait dix-huit à vingt selles mucoso-sanguinolentes par jour. Les doux purgatifs, les boissons, ainsi que les lavemens mucilagineux, furent administrés sans avantage. On eut encore recours à l'opium et à la racine de colombo, en boisson et en lavemens.

La dyssenterie, la fièvre et tous les autres accidens, se montrèrent rebelles à toutes les ressources de l'art pendant cinq jours, et on commença à craindre sérieusement pour la vie du malade. Enfin le dixième jour, par le bénéfice de l'art, ou seulement par celui de la nature, la dyssenterie diminua un peu, la douleur et la fièvre s'apaisèrent, et les urines furent moins chargées de mucus et de sang.

Le douzième, les évacuations alvines devinrent moins fréquentes : pourtant encore sept à huit selles par jour ; mais point sanguinolentes et un peu moins fluides, les urines étaient toujours chargées de sang et de mucosités alterées. La fièvre existait encore, mais moins intense ; avec des douleurs pour l'excrétion des urines, telles, qu'elles arrachaient des cris affreux à ce malheureux.

Dans un pareil état de choses, il paraissait généralement imprudent de hazarder une opération, quoique le malade lui-même la demandât à mains jointes ; car ses forces étaient presque épuisées, et il refusait les alimens (14). Le professeur y consentit pourtant, en faisant observer que, quoique hasardeuse, elle était peut-être le seul moyen de sauver la vie du malade ; que la dyssenterie, la diarrhée, les urines purulentes et sanguinolentes pouvaient être dues à l'irritation considérable de la vessie, par la présence du calcul, et que dans cette hypothèse, le plus sûr moyen à employer pour faire cesser tout ce désordre, était d'en enlever la cause, c'est-à-dire la pierre. L'opération fut en conséquence faite après l'administration du lavement accoutumé; on incisa, comme dans le cas précédent, l'urètre, le col de la vessie et la prostate. Ce qui se fit très-facilement, de même que l'extraction de la pierre.

Celle-ci était un peu rugueuse, de la grosseur d'un œuf de pigeon. Le malade, pendant l'opération ne parut pas éprouver de très-vives douleurs, et perdit fort peu de sang. Il fut mis au lit sans pansement. Prescription (*diète, boisson aqueuse abondante, vingt gouttes de laudanum pour calmer la douleur*).

Le jour même de l'opération, la fièvre fut moins forte que la veille. Les selles étaient encore liquides, mais moins fréquentes. Les urines passèrent presque toutes parla plaie, quelque peu par l'urètre; *celles-ci sans aucun mélange de marières stercorales.* Le malade se sentait mieux que le jour précédent. Dans la journée suivante, état apyrétique; vers huit heures du soir, fièvre légère avec tension et douleur du bas-ventre, qui dura pendant douze heures, et pour laquelle on mit en usage les fomentations émollientes et huit sangsues à l'hypogastre, malgré la grande faiblesse du malade. Les selles étaient beaucoup diminuées, et les urines, qui, à cause du gonflement des bords de la plaie, coulaient à la fois à travers celle-ci et par l'urètre, parurent moins muqueuses et moins sanguinolentes.

Le troisième jour, le malade n'eut qu'une évacuation ventrale de matières plus denses, mais pas encore moulées, et au milieu desquelles on vit un ver lombric. Les douleurs du rein et de la vessie étaient très-diminuées, les urines passaient en grande partie par la plaie.

Le quatrième, la tuméfaction des bords de la plaie étant tombée graduellement, les urines passèrent presque toutes par l'incision, quelques gouttes seulement par l'urètre.

Le cinquième, le relâchement du ventre cessa tout-à-fait; la douleur de la vessie se faisait sentir seulement pour l'excrétion des urines, celles-ci sortaient toutes par la plaie.

Le sixième et le septième, rien de nouveau.

Le huitième, il commence à sortir spontanément quelques gouttes d'urine par l'urètre; ce qui augmenta de jour en jour, de manière que le quinzième le malade, en urinant dans la position horizontale, ne rendait rien par la plaie. S'il se tenait droit, il ne passait que quelques gouttes d'urine par l'anus.

Le seizième, le malade fut pris d'un léger œdème des extrémités inférieures, sans qu'on pût d'abord en assigner la cause. On prescrivit plusieurs fois le jour des frictions d'eau-de-vie camphrée sur les parties gonflées.

Le dix-huitième, les urines coulèrent toutes par

la verge, même lorsque le malade se tenait debout.

Le vingt-cinquième, la plaie était presque fermée; l'œdème persistait encore.

Le 30 août, le malade sortit de l'hôpital parfaitement et complètement guéri.

N. B. Le cinquième jour, on avait commencé à toucher avec la pierre infernale l'incision dans toute son étendue.

VINCENZO DI GIUSEPPE.

Quatrième Observation.

Francisco Donati, agriculteur, âgé de soixante-quatorze ans, d'une très-forte constitution, commença, vers la fin de l'année 1816, à souffrir de quelques légères douleurs à la vessie, de prurit à la verge, et de temps à autre de difficulté pour rendre ses urines.

Le 10 juillet, il se présenta à l'hôpital, où il fut visité par le chirurgien de garde, qui, d'après les symptômes, soupçonna une pierre dans la vessie; et, pour s'en assurer, sonda le malade, sans rien conclure, puisqu'il ne put rencontrer le calcul. Les jours suivans, après différentes tentatives, son existence fut enfin clairement reconnue.

Le professeur Vacca sentit aussi la pierre, et arrêta l'opération, qui fut faite le 1er août, le même jour que la précédente. La veille, le malade avait pris une once de crême de tartre, et un instant avant l'opération, un lavement simple.

Toutes les circonstances les plus favorables semblaient se réunir à son avantage (l'âge excepté). L'homme était d'une bonne constitution; les urines étaient limpides; il n'avait jamais eu de fièvre.

Cette opération fut encore pratiquée par la même méthode; mais elle dura un peu plus longtemps, parce que l'introduction des tenettes, au lieu d'un calcul, en fit reconnaître un grand nombre; ce qui força de rentrer à plusieurs reprises dans la vessie avec une tenette à larges cuillers, pour en finir plus promptement.

On tira de la vessie cinquante petits calculs, tous de la même forme, de la même couleur, de la même consistance, mais de volumes différens; depuis la grosseur d'une petite noisette jusqu'à celle d'un pois. En même temps que tous ces calculs, on put extraire un petit kyste pédonculé, contenant une humeur limpide.

A peine l'opéré eut-il été remis au lit, qu'on lui prescrivit vingt gouttes de laudanum dans deux onces d'eau de citron simple, huit sangsues au périnée, une diète sévère, une boisson abondante.

Le soir du même jour, une fièvre un peu forte se déclara avec douleur et tension du bas-ventre. (*Saignée de huit onces au bras; fomentations émollientes*). Les urines coulaient par la plaie seulement.

Le deuxième jour, à six heures du matin, l'apyrexie était complète; à onze heures la fièvre revint avec un court frisson; l'accès dura près de huit heures, ce qui fit tirer encore dix onces de sang du bras. Les urines commencèrent à couler en partie par la verge.

Le 3, à midi, retour de la fièvre avec frisson; et comme on la soupçonnait de nature inflammatoire, malgré l'absence de la douleur et de la tension de l'hypogastre, on fit encore tirer dix onces de sang. Les urines passèrent presque toutes par l'urètre, *sans mélange de matières stercorales*; quelques gouttes seulement s'écoulèrent par la plaie.

Le matin du 4ᵉ jour, point de fièvre; mais le malade sentait la bouche amère, et depuis quatre jours il n'avait pas eu de garde-robe. On se détermina, en conséquence, à donner un purgatif de vingt grains de calomelas, qui procura de petites évacuations (15). A quatre heures, la fièvre se ranima; l'accès fut très-fort et accompagné de délire. Vers huit heures du soir notre professeur visita le malade; à l'intermittence évidente de la fièvre, à l'absence de la douleur et du météorisme, il soupçonna l'invasion d'une intermittence pernicieuse, et ordonna que le lendemain au matin, si le malade se trouvait dans un état d'apyrexie, on lui administrât une once de kinkina en substance. Les urines passaient toujours par l'urètre.

Le 5 au matin, on dut donner l'once de kinkina, à laquelle on ajouta plus de trente gouttes de laudanum; et on eut le bonheur de prévenir l'accès. Cependant les urines recommencèrent à couler à la fois par l'urètre et par la plaie; ce jour même, on fit la première application de nitrate d'argent.

Le 6, on donna quatre gros de kinkina en quatre doses. Le malade ne sentait qu'une légère douleur à la vessie, au moment d'uriner. A cette époque, les urines coulèrent toutes par la plaie.

Le 7, encore quatre gros de kinkina; même observation pour les urines.

Le 8, deux gros de kinkina; les urines coulent en très-petite quantité par l'urètre.

Le 9, on suspend le kinkina, et on donne de la nourriture.

Du neuvième au dix-huitième, les urines passent en quantité de plus en plus grande par la verge.

Le vingtième jour, elles ne suivent que cette dernière route.

Le vingt-cinquième, la plaie du sphincter est presque fermée : c'est toujours la dernière à cicatriser.

Le trentième, le malade sort de l'hôpital, parfaitement guéri.

Di Giuseppe.

Cinquième Observation.

Dominique-Lorenzetti de Massa di Carrara, chévrier, âgé de trente-huit ans, d'une forte constitution, se présenta à l'hôpital de Pise, le 23 septembre 1820, accusant une forte douleur en urinant, qui le tourmentait depuis son enfance, tantôt plus, tantôt moins. Il ressentait en outre comme un poids au périnée, un très-vif prurit au gland et à l'anus, lorsqu'il urinait. La vessie ne se débarrassait jamais qu'avec beaucoup d'efforts et de souffrances; et à chaque moment il était obligé de recommencer. Le poids senti au périnée était devenu une douleur qui augmentait par le mouvement; enfin, à différentes fois, le malade avait rendu de petits calculs par l'urètre.

On crut en conséquence qu'il pouvait y avoir une pierre dans la vessie. C'est alors que le professeur Vacca examina Lorenzetti, et introduisit une sonde pour s'assurer de l'état des choses. Avant d'arriver au col de la vessie, il commença à sentir la pierre sur laquelle il lui sembla glisser dans un long trajet. Il en conclut qu'il existait un calcul urinaire d'un gros volume, et qu'il fallait promptement l'extraire; il prescrivit une once de crême de tartre pour évacuer les premières voies, et il en obtint plusieurs selles très-abondantes. Tout fut disposé pour l'opération, et le matin du 24, elle fut pratiquée d'après la méthode connue à sept heures du matin.

L'incision ne présenta aucune difficulté, la pierre fut chargée très-facilement, et eût été amenée en un moment si elle eût été consistante; mais sa grande friabilité la fit rompre en plusieurs morceaux, ce qui obligea l'opérateur à réintroduire les tenettes à plusieurs fois. Il s'assura, au moyen du doigt, que tous les fragmens avaient été extraits, et envoya une injection émolliente dans la vessie pour mieux la déblayer. Le malade fut ensuite détaché et porté dans son lit. On tira immédiatement du bras quatorze onces de sang; la diète, de copieuses boissons furent prescrites. Quoique fort et robuste, l'opéré eut une défaillance après la saignée, mais il fut promptement ranimé par un peu de limonade simple.

Le calcul extrait était d'une figure assez irrégulière; son volume égalait celui d'un gros œuf de pigeon, et il avait de plus, à l'endroit correspondant au col de la vessie, un appendice de la taille et de la grosseur du petit doigt, lequel appendice était engagé de tout son développement dans le canal de l'urètre. Le même jour à 3 heures, des frissons se déclarèrent, puis un peu de chaleur, mais le pouls ne s'accéléra presque pas. Le reste du jour et la nuit se passèrent tranquillement sans météorisme, sans spasme, sans douleur en aucune partie. Quelques gouttes d'urine sanguinolente passèrent par la verge; tout le reste par la plaie.

Le matin du 25, le malade eut des selles abondantes, d'une bonne nature et bien moulées ; ce jour-là, la diète et les boissons furent continuées. La plaie fut constamment lavée avec une décoction de mauve; elle donna passage à une grande quantité d'urines très-limpides ; la verge n'en laissa couler que quelques gouttes.

Le 26 et le 27, le frisson fut plus marqué que les jours précédens, de même que la chaleur. Vers le soir, il parut au bas-ventre un peu de météorisme qui s'évanouit spontanément.

Le 28 et le 29, rien de nouveau.

Le 30, la plaie étant détergée et couverte de bourgeons charnus, fut passée par la pierre infernale.

Le 1er octobre, les urines recommencèrent à couler abondamment par la verge; ce jour même, on donna un lavement, parce que le ventre s'était resserré; il en résulta une selle.

Le 2, on accorda la demi-portion d'alimens avec six onces de vin : ce jour et le suivant, la verge rendit de l'urine de plus en plus; le reste, à l'ordinaire.

Le 4 et le 5, la fièvre se manifesta un peu plus vivement vers 2 heures de l'après-midi. On l'attribua à un embarras gastrique, et en conséquence, on prescrivit le matin du 6 une once de crême de tartre, laquelle ne produisit aucun effet; ce qui obligea à recourir de nouveau à un lavement composé. Aussi la fièvre en revint-elle plus fort à la même heure.

Le 7, au matin, on donna une once et demie d'huile de ricin; il en résulta plusieurs selles; ce qui n'empêcha pas la fièvre de reparaître comme à l'ordinaire, avec horripilation, frisson, et sueurs à la fin, ainsi que les urines chargées.

Ces symptômes dessinant une fièvre intermittente, on décida de la traiter par le kinkina; et, dans cette intention, on administra le 8 au matin trois gros de cette écorce réduite en poudre impalpable.

Chaque jour les urines passèrent en moindre quantité par la plaie; elles cessèrent tout-à-fait d'y passer le 6 octobre; pourtant le 9, il en coula encore deux gouttes par cet endroit; depuis lors on n'en a plus vu reparaître.

Sous l'usage du kinkina, la fièvre cessa en peu de jours. L'appétit augmenta; on accorda la portion de vivres entière, avec un quart de poulet.

Le nitrate d'argent fut passé tous les jours sur la plaie : celle-ci s'étant rétrécie promptement, les forces revinrent ; et le malade sortit le 27 octobre, parfaitement rétabli. Il y avait déjà quelques jours qu'il était guéri ; mais l'inconstance de la saison ne lui avait pas permis de partir tout de suite.

D. Orlandi.

Sixième Observation.

Le 13 octobre 1820, au matin, la nommée Magdeleine Baroni de Vecchiano, amena à l'hôpital de Pise un enfant de deux ans, Ange Resti de Trovatelli, qui lui avait été confié par l'administration de l'hôpital, et auquel ladite Baroni donnait encore le sein.

Elle dit que depuis quinze jours ce jeune enfant souffrait extrêmement en rendant ses urines. Le petit malade était fort et sans aucun vice général apparent ; il tettait et mangeait avec un grand appétit, et marchait seul depuis long-temps.

La nourrice, interrogée avec précision sur la durée de cette affection, répondit que l'enfant en avait toujours été quelque peu affligé depuis qu'elle le nourrissait ; qu'il n'avait jamais bien uriné : toujours goutte à goutte et jamais en jet ; qu'il n'avait pas témoigné jusqu'ici de trop vive douleur pendant l'émission des urines ; mais que depuis quinze jours, il souffrait tellement, que quand il éprouvait l'envie de les rendre, il commençait d'avance à crier et à tordre ses membres, se roulait à terre, croisait les cuisses; et après de grands tourmens en rendait quelques gouttes.

La pierre fut soupçonnée, la sonde introduite, et le soupçon aussitôt confirmé.

Le professeur Vacca, prévenu, se transporta à l'hôpital, reconnut le calcul, et arrêta l'opération pour le jour suivant. Il fit prendre au petit malade quatre grains de calomélas, qui procurèrent quelques évacuations. Le 14 octobre, au matin, on donna un lavement, et à sept heures l'opération fut pratiquée à la manière accoutumée.

Les incisions et l'extraction de la pierre furent également faciles: celle-ci avait dix lignes de longueur et trois lignes dans les autres dimensions. Il sortit à peine quelques gouttes de sang. L'opération terminée, on porta dans la vessie une injection émolliente; le petit malade fut mis au lit: on lui accorda le lait de sa nourrice, et on le fit souvent boire.

Vers le milieu du jour, les lèvres de la plaie s'enflammèrent; il en résulta un peu de fièvre; mais on appliqua aussitôt trois sangsues au siége. Le soir la petite fièvre était dissipée; l'enfant assez gai paraissait n'avoir rien souffert. Pendant ce jour, rien ne coula par la plaie; tout sortait par la verge.

Le 15, la fièvre ne parut pas; la diète fut continuée; les urines coulèrent abondamment par la verge.

Le 16 et le 17, à l'ordinaire.

Le 18, quatrième jour depuis l'opération, la plaie était détergée et en partie réunie; mais en même temps que l'enfant urinait par la verge, il sortait trois ou quatre gouttes d'urine claire par la plaie.

Le 19, on accorda un peu de nourriture; car jusqu'alors le sein de la nourrice avait paru suffisant. Même observation pour les urines que la veille.

Le 20, le ventre se lâcha; il y eut beaucoup de selles liquides. Le reste à l'ordinaire.

Le 21, le relâchement du corps continuant, on donna six grains de calomélas, qui produisirent un bon effet. La pierre fut passée sur la plaie.

Le 22, les selles continuent.

Le 23, on observa l'enfant avec attention, tandis qu'il urinait, et on ne put rien voir sortir par la plaie : celle-ci était réduite presque à rien. On passa la pierre sur ce qui en restait.

Jusqu'au 26, point d'urines par la plaie; mais continuation de selles fréquentes.

Le quatorzième jour de l'opération, cet enfant fut parfaitement guéri. Tout le temps du traitement, *les urines passèrent claires*, toujours par la verge, et seulement de temps en temps pendant les cinq premiers jours, quelques gouttes par la plaie, au moment de l'excrétion.

Il n'y a eu qu'un moment de fièvre. L'appétit s'est toujours prononcé, et jamais l'enfant n'est resté au lit de continue.

La diarrhée est le seul symptôme qui ait troublé le traitement; elle cessa avec l'apparition de deux dents molaires.

Le 28 octobre, l'enfant sortit de l'hôpital, très-bien guéri.

D. Orlandi.

Aux six précédentes observations il m'est facile d'en ajouter d'autres très-intéressantes; je commencerai par celle que m'a fournie M. Farnèse, chirurgien exerçant à Milan, et déjà connu par plusieurs savantes productions. Ce confrère a eu la complaisance de me permettre de faire connaître cette observation, qui n'a pas encore paru au jour. Mais comme il m'a prévenu qu'il l'avait déjà consignée dans un mémoire sur la taille recto-vésicale adressé à l'Institut des sciences, lettres et arts de Milan, en attendant que ce mémoire paraisse, je me contenterai de rapporter que M. Farnèse a pratiqué l'opération sur un nommé Louis Pacini de Busdagno, homme d'une cinquantaine d'années, jouissant d'une bonne constitution, et qu'il la fit en présence des docteurs Andreazzini et Barlotti, dont le dernier a été chargé du traitement consécutif. Dans l'opération, on n'a pas incisé le bas-fond, mais l'urètre, la prostate et le col de la vessie. On tira avec facilité une pierre ovale, un peu aplatie, du poids d'une once et douze deniers.

Les accidens qui suivirent l'opération furent très-légers et combattus par la diète, les délayans, les purgatifs huileux, etc. etc.

Il ne parut pas de matières fécales dans les urines : celles-ci, pendant dix à douze jours, coulèrent toutes par l'anus, et depuis lors commencèrent à passer par l'urètre. La plaie fut souvent cautérisée avec la pierre infernale, et entièrement cicatrisée en trente jours.

M. Géri, professeur de clinique chirurgicale à l'université de Turin, a déjà deux fois et avec succès opéré la taille recto-vésicale. Je sais qu'il a rapporté dans un journal de chirurgie, imprimé à Turin, l'histoire de ces deux cas, et qu'il a fait usage d'un procédé à lui particulier; mais je n'ai pu malheureusement me procurer cet ouvrage périodique. Il m'est de plus revenu que, dans le premier cas, il a ouvert le bas-fond de la vessie, et que les urines sortaient par l'urètre, *mêlées à des matières stercorales ;* que cependant l'opération a parfaitement réussi, et même en assez peu de temps. Je sais que le deuxième opéré a aussi guéri; mais j'ignore si le bas-fonds a été ouvert, et si l'autre a éprouvé quelque rechute depuis l'opération.

Des deux tailles recto-vésicales exécutées par l'illustre professeur Barbantini, l'une a été rendue publique; et on sait que ce maître a pu extraire par la voie du rectum une énorme pierre sans la briser.

Dans cette circonstance, il a incisé le bas-fond, et a menagé l'urètre, la prostate, et le col de la vessie. Les matières fécales passèrent dans cette cavite et malgré une affection fort grave de l'organe; le malade guérit, mais avec une fistule urinaire (16).

La deuxième opération du profeseur Barbantini a été pratiquée sur un homme d'un certain âge, plutôt pour qu'on ne pût lui reprocher de ne pas avoir tout tenté pour sauver la vie de cet homme, que dans l'espoir du succès; car il y avait de puissantes raisons de croire qu'il existait une affection organique des parois de la vessie. Il opéra comme dans le cas précédent, et trouva en effet une vessie très-malade. Les symptômes furent pourtant légers pendant les deux premiers jours qui suivirent l'opération; mais ensuite une péritonite se déclara, et le malade succomba; les urines coulèrent encore *stercorales* dans ce cas. L'autopsie démontra l'affection organique antérieure de la vessie et la présence dans sa cavité *d'une grande quantité de matières fécales.*

Il est donc prouvé par toutes les observations qui me sont parvenues sur cet objet, que le passage des matières fécales dans la vessie a lieu après la taille du bas-fond de la vessie, quand on laisse intacts l'urètre, le col et la prostate, comme nous l'avions affirmé précédemment ; et que jusqu'ici ce passage n'a jamais été observé quand le bas-fond a été respecté et qu'on a incisé le col, ainsi que l'a fait M. Farnèze, et que je l'ai toujours exécuté.

Observation de pierre dans la vessie compliquée de grossesse.

Lazzari Annonciade de Saint-Prospère, âgée de vingt ans, née de parens sains, elle-même d'un tempérament robuste, grosse d'environ trois mois, fut admise à la clinique externe du professeur Vacca, le 18 novembre 1820. Elle avait été trois ans auparavant affectée d'une difficulté d'uriner, qui céda à l'usage de quelques bains simples; plusieurs calculs qui probablement étaient la cause de l'accident, sortirent à cette époque. Cette femme avait éprouvé depuis peu une pleuresie, dont elle avait guéri sans en conserver les moindres suites fâcheuses. Le reste de sa vie, elle avait vécu, pour ainsi dire, étrangère aux maladies. Il y a deux mois qu'elle avait commencé à sentir dans la région hypogastrique des douleurs qui s'étendaient jusqu'à la cuisse droite, et qui étaient accompagnées de stupeur et d'engourdissement; elle éprouvait en outre tous les signes d'une colique néphrétique. Elle avait attribué le tout aux incommodités de sa grossesse déjà commencée; mais le troisième mois, ces douleurs s'accrurent, devinrent même très-vives; l'excrétion des urines en fut plus difficile, ce qu'on doit attribuer au passage d'un nouveau petit calcul dont la pointe irritant la vessie, y excitait des spasmes continuels et violens. De semblables désordres l'obligèrent à se transporter pour la première fois à l'hôpital, le 14 novembre. Elle s'y était décidée, sur l'assurance que lui avait donnée un chirurgien, que sa grossesse était compliquée d'une pierre dans la vessie.

Notre maître, après un examen attentif, et le cathétérisme, rencontra tous les signes rationnels et pathognomoniques du calcul. Il fit observer aux jeunes médecins et chirurgiens dont il était environné, que la grossesse était ici une complication très-fâcheuse, et qui entraînait de grands inconvéniens, quelque parti qu'on voulût prendre. En remettant l'opération jusqu'après l'accouchement, on laissait, la pierre augmenter de volume, les parois de la vessie devenir plus malades ; cette jeune femme demeurait exposée à de violentes douleurs, soit à l'occasion de l'expulsion des urines ou des matières fécales, soit à l'occasion du moindre mouvement, ou même pendant le plus parfait repos. Ces douleurs, en l'obligeant aux plus grands et aux plus fréquens efforts, la privaient du sommeil, altéraient ses digestions, etc. etc. L'irritation d'un organe qui avait avec l'utérus des rapports de sympathie et de voisinage, pouvait encore occasioner l'avortement, qui serait d'ailleurs favorisé par les violentes et fréquentes contractions du diaphragme et des muscles du bas-ventre ; ajoutez encore que la pierre pouvait atteindre à un volume capable de porter obstacle à la sortie du fœtus (17).

Mais, d'un autre côté, si on voulait exécuter de suite l'opération, on pouvait déterminer l'avortement, qu'on craignait, d'autant plus facilement que l'impression morale causée par l'attente de l'opération, l'irritation, l'inflammation, qui pourraient se propager de la vessie aux parties voisines, en deviendraient des causes occasionelles puissantes. L'avortement après l'opération n'acquérait-il pas de la gravité, par la complication d'une plaie à la vessie ? enfin, comme il n'était pas prouvé qu'il y eût impossibilité de calmer les effets de l'extrême irritation de la vessie, le professeur se décida à attendre : il prescrivit une nourriture très-modérée et rafraîchissante, les bains tièdes, un repos complet, les boissons délayantes, et l'opium par la bouche, et en lavemens. Ce régime, suivi pendant plusieurs jours, n'ayant absolument rien produit, le professeur proposa l'opération ; mais la malade refusa, et sortit de l'hôpital. Elle ne tarda pas à y rentrer, se plaignant d'atroces douleurs, qui lui rendaient l'existence insupportable. Le parti à prendre ne parut plus douteux, et on se décida à l'opération : la malade la réclamait à mains jointes.

Il restait encore à déterminer la meilleure méthode à suivre dans ce cas. Le professeur nous fit sentir qu'il eut volontiers incisé le bas-fond de la vessie, procédé préférable à tout autre, parceque, par son moyen, on pouvait extraire les pierres volumineuses sans difficulté, sans hémorrhagie, sans épanchement d'urine, sans danger pour l'ouverture du péritoine, ou la paralysie du col de la vessie; mais que l'état de grossesse s'y opposait. Dans le cas d'avortement, si la vessie était ouverte dans le vagin, le sang coulant en abondance ne pouvait-il pas passer dans le premier de ces organes, les lochies n'eussent-elles pas suivi la même route? Ces réflexions, et le petit volume de la pierre, firent préférer la méthode de M. Dubois. On jugea la pierre petite par la difficulté de la rencontrer avec la sonde; par l'obscurité de son toucher en dedans du vagin, et aussi par ce qu'avait dit la malade, que ses incommodités en urinant ne remontaient qu'à une époque peu éloignée.

L'incision fut facile, mais l'extraction pénible et longue. Ces difficultés tenaient 1° à ce que le calcul se présentait toujours dans le sens de son grand diamètre ; 2° à la grande contraction de la vessie sur la pierre ; à celle des muscles du bas-ventre, ainsi que du diaphragme, que cette malheureuse mettait en jeu par les cris forcénés que la frayeur et la douleur lui arrachaient malgré les prières et les menaces de l'opérateur ; d'où il résultait que les cuillers des tenettes avaient beaucoup de peine à se mouvoir dans la vessie pour charger la pierre ; 3° à la friabilité de ce calcul à sa superficie, ce qui occasiona plusieurs ruptures, et le fit échapper autant de fois des tenettes. Enfin la pierre fut retirée après de fréquentes tentatives ; une injection d'eau tiède fut poussée avec force dans la vessie pour la nettoyer, et pour enlever les débris de la première couche.

La malade fut mise au lit, où elle prit quinze gouttes de laudanum ; on tira une livre de sang du bras ; on fit des fomentations chaudes et émollientes sur l'hypogastre, et on donna en boisson une abondante limonade. Toute la matinée se passa sans le moindre trouble. Après midi, elle éprouva du vomissement : les mouvemens du fœtus furent suspendus. Le soir, il y eut un petit mouvement de fièvre avec chaleur, et une douleur au côté gauche de l'hypogastre. On mit de suite six sangsues sur le point douloureux, et on prescrivit trente gouttes de laudanum, à prendre dans le cours de la nuit : la malade en obtint du soulagement. La nuit fut assez calme, et le matin du jour suivant il y avait un léger mouvement fébrile. On trouva aussi un peu de météorisme au bas-ventre ; mais la pression des mains ne développait aucune douleur. On n'ajouta rien à la limonade et aux fomentations.

Le 22, soulagement assez notable ; le météorisme était presque disparu ; l'état apyrétique à peu près complet : très-peu de chaleur, mais un enduit blanchâtre à la langue (*même prescription ; plus, un lavement pour adoucir l'intestin*) ; les mouvemens du fœtus n'étaient pas encore sentis.

Le 23, amélioration plus sensible ; les urines coulent facilement avec peu de douleur ; le météorisme est tout-à-fait dissipé ; la petite fièvre comme à l'ordinaire. Le lavement avait procuré des évacuations fluides et fétides. (*La même pres-*

cription fut continuée). La malade commença dans l'après-midi à sentir les mouvemens du fœtus : la nuit fut tranquille.

Le 24, amélioration manifeste; à peine de la fièvre.

Le 25, nausées, puis vomissement de matières bilieuses; les urines déposèrent, et dans le sédiment on trouva de petits fragmens de pierre.

Le 26, on donna une once et demie d'huile de ricin, eu égard à la dispepsie, dont la malade se plaignait. Ce cathartique produisit des selles abondantes, qui eurent un bon effet. Le 27, mouvemens du fœtus plus prononcés; cessation de la fièvre; urine toujours mêlée de calculs.

Les 28, 29, 30, 31, rien de nouveau.

Le 1er janvier 1821, les urines coulèrent involontairement comme de coutume, et avec cuisson. Il existait encore une légère dispepsie.

Le 2, ce dernier symptôme augmenta, mais dû sans doute partie à la grossesse, partie à un excès de nourriture que la malade se permit, malgré une surveillance exacte; la constipation s'y joignit; on donna des lavemens émolliens.

Le 3, même prescription.

Les 4, 5, 6, rien de nouveau; les urines coulent toujours involontairement, fluides et sédimenteuses, mais avec moins de douleur.

Les 7, 8, 9 et 10, rien de particulier, ni depuis

ce jour jusqu'au 1er février que la guérison fut complète. Les urines devinrent très limpides, coulèrent sans douleur, mais toujours involontairement, tant que cette femme était debout. Ses forces se rétablirent, et il ne lui resta d'autres incommodités que celles de la grossesse, et l'incontinence des urines.

D. Benedetto Trompeo.

La pierre extraite était d'une forme ovoïde un peu aplatie d'un côté. Son plus grand diamètre était de vingt lignes, le plus petit de dix-sept. Quoique blanche, elle était couverte d'aspérités dues à la couche superficielle et friable dont nous avons parlé, et qui était d'une ligne d'épaisseur en quelques points, et d'une demi-ligne dans les autres; quand cette couche eut été enlevée, la couleur parut plus foncée, et la surface très-lisse.

Je fis sur cette pierre une remarque assez singulière, qu'il ne m'était pas encore arrivé de faire sur d'autres. Sur l'une des faces où les tenettes avaient écrasé la couche superficielle, on voyait une fissure elliptique très-étroite, circonscrivant une portion du calcul, et qui au moindre effort se détacha du reste de la concrétion. On put s'assurer alors que ce n'était pas seulement une écaille, mais toute l'épaisseur d'une portion du corps, qui s'était détachée d'un petit noyau central. Ce noyau présentait une petite surface plane, et le morceau détaché qui lui correspondait offrait une concavité telle, qu'il devait se trouver une voûte entre elle et le noyau. Il semble qu'un fluide élastique se soit développé au centre de la pierre, et ait poussé au dehors la portion détachée.

Les tenettes peuvent briser, et brisent souvent la pierre dans la vessie ; mais la fissure précédente ne peut être l'effet de la pression des tenettes, comme chacun voit. Il paraît donc que dans certains cas la rupture des pierres peut être spontanée dans la vessie.

Il paraît impossible qu'une pierre du volume décrit n'ait pas commencé à se former avant l'époque où la malade dit avoir ressenti les premières douleurs en rendant ses urines : on doit bien plutôt croire qu'elle ne s'aperçut de rien, tant que le calcul était poli, et qu'elle ne souffrit que lors de la formation de la couche rugueuse.

J'ai vu une autre fois le phénomène contraire ; c'est-à-dire que des symptômes très-violens, occasionés par une pierre rugueuse, se sont adoucis au point de faire croire à la dissolution du calcul, parce qu'une couche de substance nouvelle en se formant avait rempli les inégalités, et fait disparaître les pointes. Ce sont sans doute des faits de cette nature qui ont accrédité les remèdes lithontriptiques, non-seulement auprès des malades mais auprès de quelques hommes de l'art.

NOTES

ET

RÉFLEXIONS DU TRADUCTEUR.

(1) *page* 71. — M. Vacca fait ici à M. Sanson un reproche qui ne nous paraît pas assez fondé. Il est bien vrai que le chapitre qui, dans la thèse *des Moyens de parvenir à la vessie par le rectum*, traite de l'ouverture du bas-fond de la vessie, est plus discuté que celui où il est question de l'autre procédé, c'est-à-dire où l'on incise le col de cet organe; mais c'est que l'auteur, par la disposition de sa thèse, se trouvait amené à soutenir le cas le plus désavantageux, le premier. En s'efforçant, bien ou mal, de détruire les préjugés qui devaient faire rejeter une méthode où l'on fait communiquer à dessein deux organes dont la communication accidentelle a toujours été redoutée des praticiens, tout le poids de la discussion se trouvait rejeté sur le premier chapitre. L'inventeur ne pouvait donc plus recommencer dans le suivant l'énumération de tous les avantages attachés à la nouvelle méthode générale en tant que médiane et pénétrant par le rectum. Mais ouvrons la thèse, page 17 : « Ces rapports étant bien constatés et bien con-
« nus, il me fut aisé de voir qu'en incisant le sphincte
« de l'anus, du rectum vers la racine de la verge, je
« mettrais à nu non-seulement la pointe de la prostate,

« mais en core une portion plus ou moins considérable « de sa face inférieure, et qu'alors je serais maître de « pénétrer dans la cavité de la vessie, ou par le col de cet « organe en traversant la prostate, ou par son bas-« fond ; c'est cette seconde manière que je voulus d'a-« bord essayer. »

Il est bien vrai que l'auteur commence l'art. 3 par ces mots : « Le sphincter incisé, une *seconde route* se pré-« sente pour conduire à la vessie ; c'est celle qui mène « à sa cavité par son col. » Mais je ne pense pas qu'on en puisse tirer la même conséquence que l'illustre professeur italien ; car le deuxième paragraphe du même article débute ainsi : « *Tout semble ici approuvé par « l'expérience*, et les faits pathologiques viennent, pour « ainsi dire, en foule à l'appui de cette assertion, etc. » Puis viennent effectivement les observations tirées de la pratique du professeur Dupuytren, dont la seconde pourtant offre un seul exemple du passage des matières fécales dans la vessie, et la sortie d'un ver par l'urètre ; mais cette observation incomplète, puisqu'elle ne nous dit pas exactement le procédé suivi, nous laisse par conséquent ignorer si la plaie du col n'a pas été étendue vers le bas-fond, ou bien si la nouvelle modification n'aurait pas pu donner lieu à cet accident ; ce qui serait important à connaître, vu les lumières dont nous sommes redevables sur cette matière au maître italien.

(2) *pag.* 74. — On ne saurait prendre avec plus d'intérêt et de chaleur la cause de M Sanson que ne le fait

ici le professeur de Pise, et l'auteur du nouveau procédé a dû en éprouver une bien vive satisfaction. Il est assez remarquable que l'attaque soit partie d'un ami intime de l'auteur, et que celui-ci ait trouvé au contraire un ardent défenseur dans un homme à qui il avait été complètement étranger jusqu'ici. Je serais pourtant désespéré qu'on prît ma remarque en mauvaise part ; tout s'est passé avec la plus grande loyauté, et l'attaquant n'a vraiment à se reprocher que d'avoir admis sa citation avec trop de légèreté et sans la vérifier.

Ce qu'a fait Vacca, ce qu'eût dû faire le rédacteur lui-même, M. Sanson l'a fait, mais un peu tard (puisqu'il avait été prévenu à temps par celui-ci), il a vérifié le texte de Végétius Tout fut bientôt éclairci, et le rédacteur n'attend que l'occasion favorable pour *rendre à César ce qui appartient à César*. Au surplus, il n'a pas d'autre reproche à écarter, et jamais la pensée de diminuer la gloire d'un homme avec qui il n'a que des rapports d'estime et d'amitié, n'a pu entrer dans son cœur ; ce qui le prouve, c'est que depuis comme avant, cette estime et cette amitié n'ont pas éprouvé la plus légère altération.

(3) *page* 88. — Je crois avoir traduit exactement, et j'avoue que je ne conçois pas comment une plaie oblique en bas peut occasioner plus facilement l'infiltration de l'urine.

L'examen du procédé de Foubert m'a aussi prouvé que ma traduction devait être fidèle.

La véritable raison en a été donnée par les auteurs de

l'article LITHOTOMIE du *Dictionnaire des Sciences médicales*, « les infiltrations urineuses, et les abcès consé-« cutifs, étaient la suite du défaut de parallélisme entre « l'ouverture de la poche, qui se resserre à mesure que « le liquide s'écoule, et l'ouverture des parties exté-« rieures, ainsi que de l'écartement qui s'établit entre « elles par la retraite de l'organe, dont le liquide avait « appliqué les parois contre le périnée » : à peu près comme dans le haut appareil, la retraite de la vessie dans le bassin.

(4) *page* 90. — Ce n'est certes pas à tort, que le professeur Vacca disait de lui-même, au commencement de son mémoire, qu'il n'était pas l'esclave de la routine, et qu'il ne s'engouait pas de ses propres succès. Nous adhérons de toute notre estime à une assertion qui n'est nullement le cri d'un orgueil combiné, puisqu'elle est si bien prouvée par les faits. Et si le temps confirme ce qu'a trouvé M. Sanson, ce qu'a démontré M. Vacca, l'art et l'humanité y trouveront leur compte, et ne me démentiront pas. Voilà la véritable philosophie.

(5) *page* 92. — Les formes et la substance de ce mémoire éloignent toute idée défavorable de la part de M. Vacca envers M. Sanson ; ce que je dis sera facilement apprécié par ceux qui connaissent la thèse de celui-ci, où l'on trouve des considérations et des descriptions anatomiques fort intéressantes sur le périnée, le bassin, les rapports du rectum et de la vessie ; toutes choses sur lesquelles M. Sanson devait s'étendre, en nous

donnant le résultat de ses travaux, et qui sont aussi bien placées dans une dissertation inaugurale, qu'elles l'eussent été peu dans un mémoire pratiqué, et largement fait, comme celui dont je donne la traduction.

(6) *page* 94. — C'est ici véritablement le point culminant de toute la question. Et si cette méthode peut s'être déjà offerte aux méditations des grands hommes qui ont tant travaillé sur la maladie de la pierre, comme l'auteur du mémoire en paraît persuadé, nul doute que l'évidence, au premier abord du passage des matières fécales dans la vessie, ne la leur ait fait immédiatement rejeter. Il est donc heureux que l'auteur de la nouvelle taille ne se soit pas laissé intimider par un accident en apparence aussi grave, qu'il ait voulu lutter contre lui, ou qu'il l'ait nié même, quoiqu'à tort sans doute, dans l'ouverture exclusive du bas-fond. Sans cette heureuse hardiesse, qui lui a permis d'envisager la question de sang-froid, et lui a fait résoudre son problème, au moyen de toutes les données qu'il a su tirer de la physiologie, de l'anatomie et de l'observation chirurgicale, nous serions privés d'une découverte dont les avantages sont assez signalés par les éloges de M. Vacca, pour que je me dispense de les rappeler. J'ose le dire, l'opération de la taille est encore, et a toujours été une opération meurtrière; je ne doute pas pour mon compte, que le talent et l'habileté des opérateurs modernes ne soient tout aussi grands que ceux des temps antérieurs; et quand on nous dit que Raw a taillé quinze cents calculeux avec succès,

j'en atteste les praticiens, c'est qu'il en avait opéré plus de deux mille. Qui ne connaît tous les malheurs de la pratique de frère Cosme? Et frère Jacques de Beaulieu, l'inventeur de la méthode actuelle, n'avait-il pas été persécuté comme assassin? malheureusement avec quelque vraisemblance. On est plus heureux que lui maintenant, je le sais; mais pouvons-nous dédaigner des chances incomparablement meilleures; nous ne sommes pas assez riches pour cela.

Si la conviction, qu'ont fait passer en mon esprit les idées de M. Sanson, confirmées par les résultats de M. Vacca, ne m'a pas ébloui, je crois que ces chances plus favorables sont atteintes. Le lecteur jugera.

Qu'il me soit permis d'ajouter que l'art avait déjà en sa puissance un nombre de faits pathologiques, bien suffisant pour justifier la nouvelle méthode avant les preuves décisives qu'on vient de produire.

M. Sanson est loin d'avoir épuisé la matière, et sans ces deux cas de vessie traversée de part en part jusque dans le rectum par une balle, qui a dû en ouvrir les parois avec perte de substance (accident autrement grave que la plaie de l'opération); sans cet autre cas aussi curieux, rapporté dans le *Journal général des sciences médicales* de M. le docteur Regnault, où un fou a impunément fait traverser à une sonde la cloison vésico-rectale, et retiré l'instrument par l'anus; les cas où des corps d'un grand volume ont pénétré du gros intestin dans la vessie, sont-ils si rares? et Fabrice, Plater, Bertholin, Borel, Morgagni, l'Académie de chirurgie, Deschamps, etc. n'en ont-ils pas fait connaître de nombreux exemples. Qu'en est-il souvent résulté? ils ont servi de noyau à des calculs. Rien de plus.

Observons réciproquement que la taille recto-vésicale a encore pour elle d'offrir l'imitation de ce que fait souvent la nature pour se débarrasser des concrétions urinaires développées dans la vessie; et cette considération, sans y attacher trop d'importance, n'est pourtant pas à dédaigner. Je veux dire que les calculs abandonnés à eux-mêmes ne font pas toujours irruption par le périnée; qu'ils déterminent fréquemment une inflammation éliminatoire, qui fait communiquer par une large ouverture la vessie et le rectum, d'où le passage de la pierre dans cette dernière cavité, et bientôt après au dehors. C'est ce qu'on voit dans Chopart, *tome* 2, *pag*. 145, 345. C'est ce dont Fernel, Fabrice de Hilden, et bien d'autres, avaient rapporté des exemples, comme aussi de perforation de la vessie dans le vagin, et ce cas n'est pas au-dessus des ressources de l'art, ou même de la seule nature. On lit dans l'excellent ouvrage de notre Deschamps, que le frère Cosme opéra et guérit un malade, qui était affecté d'une fistule recto-vésicale, produite par la cause précitée; (il est vrai que la pierre était encore dans la vessie): et dans l'article LITHOTOMIE du *Dictionnaire*, après avoir aussi rapporté ce cas, on ajoute, « qu'un homme qui avait « souffert pendant plusieurs années les douleurs de « vessie les plus violentes, dont rien ne put le sou- « lager, en fut tout à coup délivré par l'expulsion de « graviers et de petites pierres, auxquels l'anus livra passage (*Memoirs of the medical society of London*, vol. 3, pag. 536). Sans doute que le seul bénéfice de la nature aura suffi pour tout réparer ici, puisqu'il n'est pas question de l'établissement d'une fistule à la suite, chose qu'on n'eût pas manqué de rapporter, car cet accident est presque toujours la conséquence du désordre qui accompagne un pareil travail.

Mais voici un dernier exemple que je ne puis passer sous silence, tant son analogie est puissante avec la taille nouvelle.

« Camper raconte qu'un matelot tomba du haut d'un « mât sur des éclats de bois, dont quelques fragmens « lui entrèrent par l'anus jusque dans la vessie. Consulté « au bout d'un an, Camper sentit les corps étrangers, « et n'en put faire l'extraction; la sonde, portée dans la « vessie, lui fit reconnaître que ces fragmens de bois « étaient incrustés de matière saline. Il débrida le trajet « fistuleux, et parvint à retirer deux pierres oblongues, « formées au bout des deux morceaux de bois. » (Breschet, *Dictionnaire des Sciences médicales;* Chopart, deuxième volume).

Après des autorités semblables, il n'y a plus de témérité, il n'y a qu'une *heureuse hardiesse* à produire artificiellement ce que l'observation des cas pathologiques a déjà montré comme possible, comme guérissable. C'est ainsi qu'un homme d'une grande habileté conçut et exécuta l'opération de l'amputation aux branches de la mâchoire inférieure, en voyant celles que le boulet avait faites avant lui sur quelques braves défigurés, mais qui avaient conservé la vie à la suite d'une aussi effrayante blessure.

(7) *page* 98. — Le sphincter coupé, il n'y a plus de résistance à l'orifice de l'anus ; cette résistance me paraissant la cause principale de la formation du bourrelet, je doute fort de sa production dans les évacuations alvines à la suite de la taille recto-vésicale ; ce serait une raison de plus pour M. Vacca contre le quatrième argument de M. Sanson. Je conviens qu'il y aura en ce cas passage des matières fécales dans la vessie, mais le professeur italien nous apprendra comment on peut éviter cet inconvénient avec certitude.

(8) *page* 99. — Il est douteux que ce soit là la véritable raison, car les matières liquides doiveut méconnaître cet obstacle presque aussi bien que les urines. Au surplus, le fait existe ; c'est ce qu'il y a de plus important à savoir.

(9) *page* 104. — Je préfère le procédé du chirurgien français, qui est plus sûr en ce que la pointe ne peut s'égarer, plus doux en ce qu'il évite au malade la sensation de la piqûre, et qu'il coupe en sciant et non en pressant ; car il attire simplement à lui le bistouri, en fendant autant qu'il le juge à propos, et toujours plus que ne le fait M. Vacca.

L'incision du sphincter en elle-même me semble aussi applicable à d'autres cas, par son innocuité et la grande facilité qu'elle donne pour explorer et atteindre différentes parties de l'intestin. Pourquoi n'inciserait-on pas le sphincter pour guérir plus facilement les fistules recto-vésicales accidentelles, afin d'y porter les moyens chirurgicaux, et de rendre plus difficile le passage des matières stercorales dans la vessie ; pourquoi ne l'exécuterait-on pas encore pour détruire certaines excroissances de mauvaise nature développées dans le rectum, etc. Par cette incision on n'eût pas tant tourmenté, et abandonné à ses douleurs pendant si longtemps, la courtisane à qui Marchettis appliqua ensuite avec tant de succès son ingénieux procédé : par cette incision on n'eût pas laissé mourir cet homme dépravé à qui on ne put jamais extraire un gobelet de bois qu'il s'était introduit avec force dans le rectum........ (*Mémoires de la Société médicale d'Émulation.*)

(10) *page* 107. — Je ne sache pas que M. Sanson ait proposé même ce simple pansement. Je suis au reste tout-à-fait de l'avis de l'auteur.

(11) *page* 115. — Je ne sais pourquoi on a pris cette habitude. L'expérience a-t-elle bien décidé qu'on ne pouvait la qualifier de routine ? J'avoue que je suis fort éloigné de concevoir la bonté d'une pratique qui consiste à déterminer une phlogose des intestins, la veille d'une opération qui expose trop souvent à une inflammation abdominale. Si l'effet d'un purgatif (et la crême de tartre en est un plus irritant qu'on ne croit) est, comme celui de toute inflammation même passagère, d'agacer la sensibilité d'un sujet, de quel avantage peut-il être en ce cas ; quel inconvénient ne peut-il pas au contraire entraîner à sa suite ? Ce sera, dit-on pour nettoyer le canal intestinal ; mais que faut-il de plus que nettoyer les gros intestins, et quelques lavemens

simples ou huileux ne suffisent-ils pas ? Que si l'on veut détourner la complication d'un embarras intestinal bilieux ou muqueux, eh bien ! purgez ; mais n'opérez pas le lendemain. Qu'on y prenne garde, cette sensibilité plus grande, cette commotion, due à un agent actif, s'exerçant sur des parties si délicates, ne seraient-elles pas, avec la cause éminemment puissante due aux circonstances de l'opération, l'origine de ces fièvres intermittentes pernicieuses, putrides, etc.... dont les praticiens se plaignent si souvent. C'est bien assez d'une cause qu'on ne peut éviter.

(12) *page* 119. — Y avait-il ici indication à une opération si prompte ? Je ne le crois pas ; et alors pourquoi se tant presser ? En général, lorsqu'il n'y a pas urgence, il serait convenable et prudent de ne pas procéder trop vite aux grandes opérations, et surtout à celle-ci.

Les accidens inflammatoires sont en général les plus redoutables après coup. On ne doit donc pas négliger ce que nos prédécesseurs observaient avec tant de soin et de raison. L'opération n'est qu'un moyen et une circonstance du traitement, très-importante sans doute, mais qui doit avoir sa place et son opportunité comme les autres ; et puisqu'elle entraîne nécessairement des désordres avec elle, il faut bien éviter toutes les causes qui aggraveront ceux-ci. C'est pour cette raison que nos maîtres nous enseignent qu'il ne faut pas opérer de cataractes quand il règne des ophtalmies ; de taille quand il existe des péritonites ou autres inflammations abdomidales, épidémiques, etc. etc.; et tous ces conseils sont fondés sur une longue et fidèle expérience. Si les accidens inflammatoires sont effectivement, comme je le disais, de fréquentes suites des grandes opérations, on voit que des saignées locales ou générales, préparatoires, les délayans, les bains, dans quelques cas même les purgatifs (car il n'est rien d'absolu en médecine), en un mot que l'hygiène des malades à opérer doit être d'une grande considération. Il est tel praticien qui ne doit presque ses nombreux succès qu'à cette conduite, et il serait facile d'en offrir des exemples.

Mais, dira-t-on, c'est affaiblir les malades; mais on ne prétend pas les attenuer complètement, et les suites sont toujours moins graves chez les sujets amoindris (grâce pour l'expression) que chez ceux qui ont trop conservé de force. C'est ici qu'on peut dire qu'il vaut mieux prévenir que réprimer.

Craint-on le long séjour à l'hôpital (car la réunion d'un grand nombre d'hommes est la source la plus abondante de causes delétères, et c'est la ressource assurée que s'est sans doute ménagée la nature, pour se débarrasser des exubérances de population)? Mais, toutes choses égales d'ailleurs, cet effet qu'on redoute est plus dangereux pour le nouveau venu opéré, que pour un ancien.

Craint-on l'effet que la frayeur, long-temps digérée par le malade, peut avoir sur le système nerveux. Cette crainte peut être fondée, et il faut ici un tact fort délicat de la part du médecin : il est tel individu chez qui la première impression est la plus dangereuse ; chez ceux-ci, nous pensons qu'une opération faite *ex abrupto* peut entraîner de très-grandes conséquences ; mais nous avouons aussi que retardée, elle pourrait en avoir de plus grandes encore pour ces individus bilieux chez qui les impressions, loin de s'affaiblir, s'approfondissent avec le temps. Peut-être chez ceux-ci peut-on espérer que l'emploi des moyens thérapeutiques et moraux surtout, l'habitude, la confiance et la familiarité, la vue des cas heureux, pourront émousser la vivacité des premiers traits. C'est le tact, c'est-à-dire le bon jugement passé en habitude, qui doit décider le praticien. (On trouvera sur ce point dans l'ouvrage de Deschamps des règles de pratique admirables).

Dans le cas présent, on n'avait rien de tout cela à craindre ; on pouvait attendre, et il me semble qu'il y aurait eu de l'avantage à le faire. Le succès a été complet ici. Les praticiens savent que ce n'est pas là répondre, ou plutôt que la réponse n'est bonne qu'ici, mais non pas en général ; et dans le fait, je parle bien plus pour les adultes ; la plupart de mes observations n'étant admissibles que pour eux, et les opérations pratiquées sur les enfans demandant infiniment moins de précautions.

(13) *page* 123. — Et c'est ce qui doit arriver lorsque c'est le col qui est incisé ; car les urines sont retenues, dans l'intervalle d'une excrétion à l'autre. La fistule du fond de la vessie donnerait lieu à un écoulement presque continuel d'urine par le rectum.

(14) *page* 127. — Sans voir avec des yeux trop prévenus, on peut croire que la promptitude, la facilité et surtout le peu de douleur de l'opération en ménageant les forces du malade réduit à un si pauvre état, n'ont pas peu contribué au succès. Or par quelle autre procédé ou méthode aurait-on pu obtenir ces immenses avantages ?

Croit-on qu'ici il suffisait d'enlever la cause de quelque manière que ce fût, en vertu de l'axiôme *sublatâ causâ, tollitur effectus*. Un peu d'attention convaincra du contraire. Que nos maîtres ont raison, *citò, tutò, jucundè*.

(15) *page* 132. — Ce n'est pas sans hésiter que j'aurais eu recours en pareil cas au calomélas, dont l'effet, comme purgatif, n'est pas toujours fidèle. Quelques portions absorbées de ce médicament peuvent donner lieu à la salivation qui, s'accompagnant assez fréquemment de symptômes inflammatoires et cérébraux, pouvait avoir ici de mauvaises suites.

(16) *page* 143. — J'ai eu sous les yeux l'observation de Barbantini, et je me souviens que la fistule a fini par se guérir ou être guérie au bout de trente à quarante jours. Sûrement Vacca l'ignorait.

(17) *page* 146. — On pouvait encore être exposé, en remettant l'opération de la femme enceinte jusqu'après l'accouchement, à ce que le fœtus comprimât dangereusement, et déchirât même la vessie en appuyant sur la pierre pendant l'accouchement, ou à ce que lui-même en fût fortement contus.

Des contre-indications signalées par le célèbre professeur, je ne serais porté à admettre que la seule crainte de l'avortement. L'incision de la vessie par le vagin, dans l'hypothèse de cet avortement, exposerait-elle en effet à des accidens graves? J'en doute, puisque, dans la supposition du passage du sang et des lochies dans la cavité de la vessie, l'ouverture artificielle de celle-ci s'opposerait à ce qu'ils y fussent retenus; et d'ailleurs, pourquoi n'aurait-on pas imité la taille recto-vésicale en incisant sur un cathéter la partie postérieure du canal, le col et une portion du bas-fond? On aurait évité les difficultés de l'opération, et on eût probablement aussi conservé à la malade la faculté de garder et de rendre ses urines à volonté. Car les contusions et distensions, occasionées par une extraction laborieuse, sont certainement les causes les plus efficaces de la perte du ressort du col de la vessie. On n'aurait eu, par le moyen indiqué, que de la facilité pour cette extraction, et on eût obtenu une plaie plus antérieure que celle du bas-fond, et par conséquent, plus exempte qu'elle des inconvéniens redoutés. En convenant que les douleurs de l'opération sont très-puissantes pour décider de l'avortement, nous observons qu'ici ces douleurs sont bien moindres nécessairement, et qu'en adhérant complétement aux craintes de M. Vacca, nous pensons que l'inflammation consécutive de l'organe voisin de la matrice aura encore bien moins de chances.

Ici se termine ce mémoire que j'ai éprouvé le besoin de faire connaître aussitôt après l'avoir parcouru, et où le cachet d'un excellent esprit se trouve empreint à chaque page. Je le crois tout-à-fait de nature à remplir son but, c'est-à-dire à affermir les esprits déjà disposés en faveur d'une conquête nouvelle de la chirurgie française, et à ramener ceux que des considérations très-puissantes et très-respectables en avaient éloignés.

L'expérience a parlé, et les craintes les mieux fondées ont dû être satisfaites.

Imitant l'exemple donné par le professeur italien, je n'ai pas craint, comme on a vu, de signaler ce qui me semblait erroné, cherchant le mieux, et repoussant le faux, sans acception de personnes. C'est ce que je dois dire pour écarter toute interprétation vicieuse qu'on pourrait donner à la manière dont j'ai quelquefois redressé ce qui m'a paru défectueux; ainsi je me suis élevé contre l'absence de tout traitement préparatoire; ainsi j'ai désapprouvé que la même formule fût appliquée indistinctement sur tous les malades à opérer, etc. Ceci, on le croit bien, n'était pas exclusivement dirigé contre un homme dont le caractère et les talens sont à l'abri de toute hostilité; mais contre des pratiques générales que le temps, et plus encore l'habitude ont consacrées dans quelque pays. Si je me suis trompé, on me le dira sans doute; mais ce qu'on n'ajoutera pas, c'est que j'ai négligé de signaler et d'adopter ce qui m'a paru bon.

FIN.

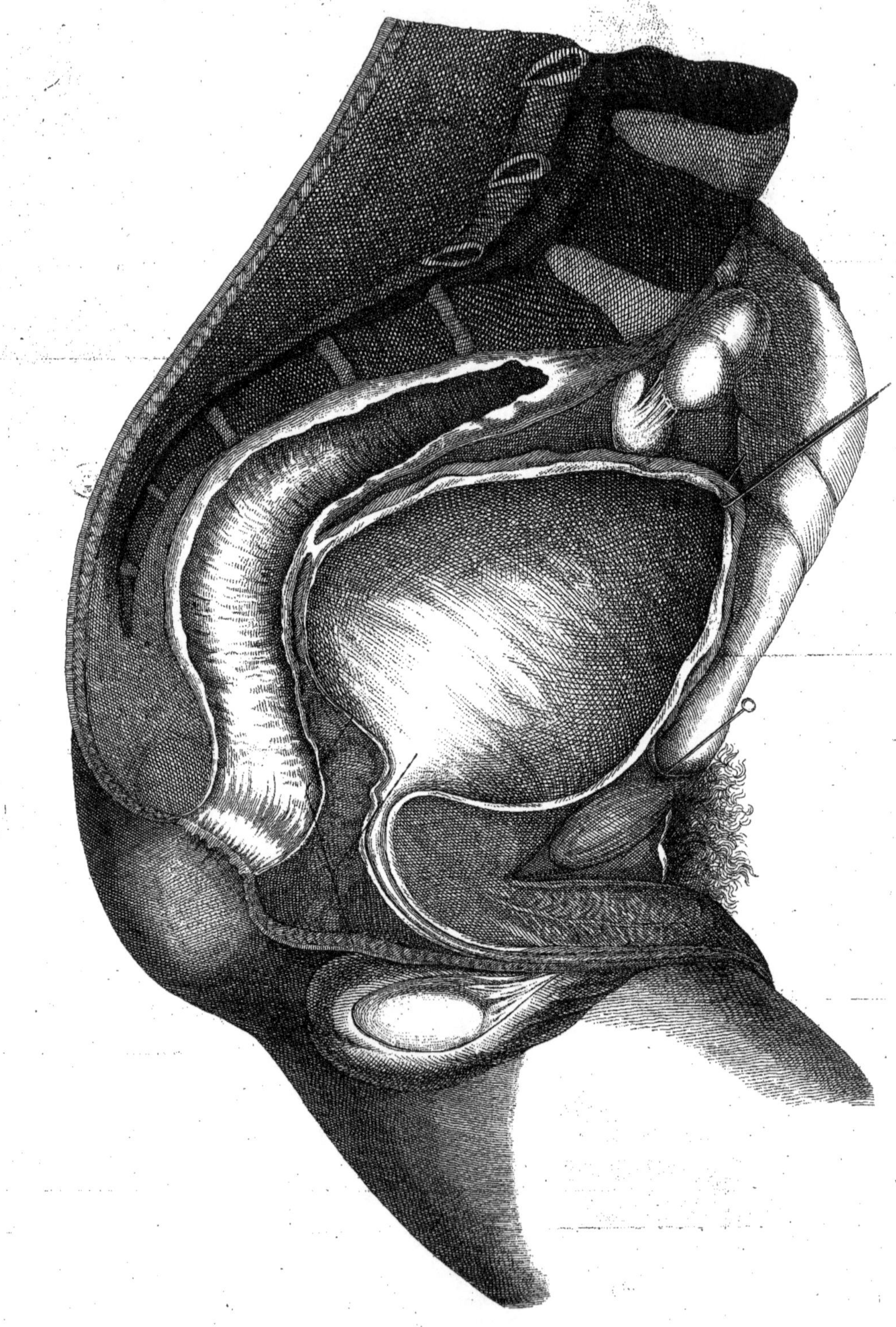

www.ingramcontent.com/pod-product-compliance
Lightning Source LLC
LaVergne TN
LVHW020608230826
846091LV00002B/652

* 9 7 8 2 0 1 4 1 0 0 1 4 3 *